LA COMIDA ME CAE BIEN

FRANK LAPORTE-ADAMSKI

LA COMIDA ME CAE BIEN

Traducción de
Alfredo Blanco Solís

AGUILAR

Papel certificado por el Forest Stewardship Council®

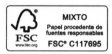

MIXTO
Papel procedente de
fuentes responsables
FSC® C117695
www.fsc.org
FSC

Título original: *La dieta Adamski*
Primera edición: septiembre de 2018

Printed in Spain - Impreso en España

ISBN: 978-84-03-51833-9
Depósito legal: B-10829-2018

Impreso en Black Print CPI Ibérica
Sant Andreu de la Barca (Barcelona)

AG 18339

Penguin
Random House
Grupo Editorial

*A mi mujer, Danielle, que con el tiempo
ha desarrollado las recetas del método Adamski.
A Henry y a Charles.
Y a todos mis pacientes y lectores
que se han fiado de mi teoría revolucionaria.
Este libro está dedicado a vosotros.*

*Con afecto,
Frank*

ÍNDICE

EL MOTOR DE LA FELICIDAD

VE DONDE EL INTESTINO TE LLEVE

EL CORAZÓN DEL MÉTODO

DISTINGUIR LA REALIDAD DE LA LEYENDA

EL SEGUNDO CEREBRO

LAS VÍAS DE LA PREVENCIÓN

APRENDER A COMER, APRENDER A VIVIR

PREGUNTAS FRECUENTES

LAS RECETAS

«Los conocimientos científicos afirman que el intestino es un órgano central en el bienestar psicofísico de una persona, enfatizando el nuevo concepto de intestino como "segundo cerebro".

Es cierto que la alimentación actual constituye un reto real para el funcionamiento gastrointestinal y la salud del microbioma.

El método sugerido por Adamski deja libertad de elección entre alimentos, no es restrictivo, tiene como objetivo limpiar el intestino utilizando combinaciones de alimentos; creo que puede ser una buena elección».

Prof. Maria Pia Villa
Catedrática de Pediatría en la Universidad de Roma
«La Sapienza»
Directora del Servicio de Pediatría del Hospital
Sant'Andrea de Roma

LA COMIDA
ME CAE BIEN

El motor de la felicidad

Una necesidad personal, una teoría universal

Toda búsqueda, sobre todo si es apasionada, nace de una necesidad. Con mucha frecuencia, de la urgencia de darle una respuesta a cuestiones pendientes; otras veces, de la necesidad de resolver un problema que nos afecta personalmente. Esto ocurre de forma particular en el campo de la investigación científica aplicada a la salud. Y es precisamente eso lo que me sucedió a mí cuando, hace más de treinta años, comencé a indagar la estrecha relación entre el correcto funcionamiento del aparato digestivo y la salud general del organismo.

Pero empecemos por el principio.

Caer...

A comienzos de los años setenta yo era un chico de dieciséis años que desbordaba energía por todos los poros y cultivaba una gran pasión: el deporte. Tenía la impresión de haber nacido para moverme en el espacio, para entrenar mi cuerpo hasta lograr que fuera perfecto; natación, equitación, artes marciales, no existía disciplina que no tuviese ganas de probar y en la que no destacase con excelencia. Es fácil imaginar cuál era mi sueño: ¡convertirme en deportista profesional!

Pero, por desgracia, el talento y la determinación no sirven de mucho contra los impedimentos físicos. Poco después comencé a advertir un leve dolor en la espalda; sin duda, pensé, debido al excesivo esfuerzo de los entrenamientos. Y como la molestia se volvió cada vez más intensa, decidí acudir a un médico. Ahí me topé con la cruda realidad: sufría la enfermedad de Scheuermann, una deficiente mineralización de las vértebras. Se trata de un mal que no condiciona los aspectos fundamentales de la vida de una persona, pero que, sin embargo, ¡sí trajo grandes cambios a la mía! Se me dijo, en esencia, que nunca podría hacer del deporte mi profesión. Seguir forzando mi físico como había hecho hasta entonces quedaba descartado. ¡Adiós a los sueños de gloria!

Por supuesto, nunca podría haber renunciado a la actividad física y, de hecho, no lo hice. Pero tuve que encontrar una forma más «suave» de entrenarme, una que no estimulase mi espalda de un modo incorrecto y peligroso.

... ¡y volver a levantarse!

Abandonar el camino que, desde años atrás, veía como el único posible para mi futuro me produjo desilusión y amargura. Pero toda esperanza negativa, si se afronta de un modo constructivo, puede llevarnos a resultados positivos; paradójicamente, el límite representado por la enfermedad me animó a sondear nuevas posibilidades para mi vida. Así enfilé un nuevo sendero: el que me llevaría a explorar el territorio fascinante y desconocido de los cuidados personales.

De hecho, una vez terminada la enseñanza superior, me resultó la cosa más natural del mundo estudiar kinesioterapia, una rama de la medicina que investiga el efecto beneficioso del movimiento sobre la salud. Obviamente, dada la situación que sufría en primera persona, decidí especializarme en el tratamiento de los problemas de espalda. Ese, me doy cuenta ahora, era mi modo de ir más allá del dictado impuesto por mi enfermedad: superar la imposibilidad de moverme..., ¡moviéndome! Y, por supuesto, ampliar mis conocimientos del cuerpo humano ayudando a otros a hacer lo mismo.

Más allá de los síntomas

Gracias a la kinesioterapia aprendí a aliviar el elevado número de molestias que acumulan aquellos que padecen habitualmente de dolores de espalda o en las articulaciones. Pero muy pronto advertí que lo que había aprendido hasta ese momento no satisfacía mi sed de conocimientos. Cuanto más estudiaba los síntomas de mis pacientes, más me daba cuenta de lo profundo que podía resultar el origen de muchos problemas de salud aparentemente banales. Ofrecer soluciones a corto plazo, que tendían a aliviar los síntomas sin resolver el problema subyacente, ya no me bastaba.

Decidí entonces profundizar en mis conocimientos en el ámbito osteopático, y comencé a interesarme por el funcionamiento del organismo en su conjunto. Fue a través de esos nuevos estudios como logré establecer el pilar fundamental de mi método: la inmensa mayoría de los trastornos funcionales —es decir, no solo los dolores de espalda, sino también las jaquecas, la mala circulación, la obesidad o el insomnio, por citar algunos— dependen todos de una única variante fundamental: el **tránsito intestinal.**

El origen del método Adamski

Seguro de mis convicciones, comencé una larga fase de investigación. Partí de una base completamente experimental, y es que, hace veinte años, nuestros conocimientos sobre el intestino eran pocos y vagos.

Me resultaron muy útiles los estudios de Bernard Jensen, uno de los mayores especialistas mundiales en el ámbito de la gastroenterología y un infatigable defensor de la hidroterapia de colon, una limpieza de colon destinada a la desintoxicación. Jensen fue uno de los primeros en «examinar de cerca» el tramo final del tubo digestivo recurriendo a las radiografías abdominales. Fue a partir de sus resultados cuando me hice una idea más precisa de lo que le sucede a un alimento después de que lo hayamos ingerido: qué recorrido sigue, cómo se transforma durante su «viaje» y, sobre todo, a qué velocidad se mueve. ¡Y aquí es donde llegamos al meollo de la cuestión! Porque es precisamente en la velocidad de caída de los alimentos ingeridos donde se sostiene el principio fundamental del método Adamski: aprender a organizar la propia alimentación a partir de una división racional de los alimentos, distinguiendo entre aquellos de caída rápida (o «ácidos») y aquellos de caída lenta (o «no ácidos»), y alimentarse del modo más apropiado para no sobrecargar ni obstruir el intestino.

Nadie hasta entonces había profundizado en este aspecto de la digestión. Solo pude contar con las pruebas establecidas por las radiografías de Jensen. Así, sobre la base de estos pocos datos y de mis deducciones, atribuí una velocidad de «caída» de cuatro o cinco horas a determinados alimentos (que denominé «lentos») y de treinta minutos a otros (a los que llamé «rápidos»), y a valorar los efectos de las asociaciones entre alimentos pertenecientes a ambas categorías.

Dime cuántas veces vas...

Fue así como descubrí que combinar alimentos lentos y rápidos ralentiza de forma espectacular el tránsito digestivo (¡incluso hasta dieciocho horas!), bloquea el intestino e impide una evacuación regular, condición esencial para mantener una buena salud.

Pero ¿qué entendemos por «evacuación regular»? ¿Una vez al día? ¿Cada dos días? ¿Después de cada comida? Haced la prueba y preguntadlo por ahí: nadie sabe decirlo con certeza. El único dato seguro al respecto parece tener que ver con el estreñimiento: se nos puede considerar estreñidos si vamos al baño menos de tres veces a la semana. De lo que sería normal, en cambio, por algún misterioso motivo, no se habla en absoluto.

Pues bien, ¡ha llegado el momento de hacerlo! En mi opinión, vuestro tubo digestivo se encuentra en buenas condiciones si hacéis caca una vez al día, todos los días. Sin embargo, esta no es la única condición necesaria para su (y vuestra) salud: es fundamental que aquello que expulsáis una vez al día no sea lo que hayáis comido, por así decir, hace cuatro días.

Mis estudios han revelado que toda mala asociación alimentaria comporta un aumento de los procesos de fermentación y putrefacción a nivel intestinal, con una producción de veneno ¡que incluso duplica lo que sería normal! Cuando un alimento efectúa un tránsito excesivamente lento en el interior del intestino, dispone del tiempo suficiente para fermentar, provocar intoxicaciones y adherirse a las paredes del tubo digestivo como si fuera una capa de yeso. Evitar estos daños no es solo posible, sino también sencillo. De hecho, no existe ningún motivo para no hacerlo.

El método Adamski es un concepto global de salud basado en el tubo digestivo. Seguirlo significa garantizar la máxima absorción de todos los principios nutritivos saludables que nos aportan los alimentos y, lo que es igualmente importante, reducir a cero el depósito de toxinas y desechos producidos por un intestino «desgastado» por los malos hábitos alimentarios.

Un juez supremo único

La mayor parte de las dietas y de las sugerencias de los nutricionistas se concentra en los aspectos beneficiosos de tal o cual alimento. ¿Cuántas veces habéis oído decir que es bueno comer arándanos para mejorar la vista? ¿A cuántas personas conocéis que beben un vaso de agua tibia con limón cada mañana para «desintoxicar el hígado»? Ya os lo digo yo: muchas. ¡Muchísimas! Pero lo que no dicen estas dietas es que no basta con ingerir un alimento saludable para que este tenga efectos beneficiosos. No somos nosotros quienes decidimos lo que cura nuestro organismo y lo que no. Existe un juez supremo único: ¡el tubo digestivo! Si este se encuentra atascado y funciona mal, ninguno de los remedios más o menos comunes que saturan internet o las revistas de salud y bienestar producirá el efecto esperado.

Pondré un ejemplo: los arándanos pueden ser beneficiosos para la vista porque contienen muchos antioxidantes que mejoran los niveles de vitamina C en la sangre. Perfecto. Pero si el tubo digestivo se encuentra atascado, ¡ninguno de esos preciados antioxidantes contenidos en los arándanos podrá llegar a la sangre ni beneficiar al organismo! Además, los arándanos no harán sino alojarse durante mucho tiempo en el intestino, fermentar, pudrirse y contribuir también a atascar aún más el tubo digestivo, colaborando en un círculo vicioso que con los años hará que la salud empeore cada vez más.

Otro ejemplo, en sentido contrario: una opinión muy extendida es que la coliflor «hincha» la tripa de aire, y por tanto no es recomendable para quien padezca aerofagia. Nada podría ser más equivocado. ¡No es la coliflor la que nos provoca flatulencias! O, mejor dicho, no es la coliflor por sí misma; una vez más, depende todo del tubo digestivo. En uno desgastado y atascado, la coliflor se pudrirá y llenará la tripa de un aire fétido. En uno liberado y limpio, la pobre e inocente coliflor se deslizará sin ningún problema de la boca al intestino delgado y, en el recorrido que lo transforma en caca, contribuirá a mejorar la salud mediante su fantástico aporte de vitaminas, fibra y sales minerales.

¿He dicho caca?

Sí, he dicho caca. La palabra (¡paradójicamente!) menos pronunciada por los dietistas, nutricionistas y naturópatas es, en realidad, el concepto clave en el que debemos profundizar para vivir bien. Y, sin embargo, de ella se habla poquísimo. ¿Por qué? ¿Qué tiene de escandaloso concentrarse en el material de desecho?

La caca es lo que resulta de la elaboración de los alimentos que comemos por parte del intestino. Precisamente por ello es un reflejo de nuestra salud. Es importante observarla, comprenderla y mejorarla, y no hacer como si no existiera con el simple gesto de tirar de la cisterna.

La escasa difusión de información concreta acerca del tubo digestivo, su actividad y relevancia (y también, por increíble que parezca, de su configuración) no deja nunca de sorprenderme. ¿Cómo de largo es el intestino? ¿Dónde comienza, dónde termina o cuánto dura el tránsito digestivo de tal o cual alimento? ¿Cuándo podemos considerar regular una evacuación? Hacedme caso: las respuestas a estas preguntas tan simples se caracterizan siempre por una cierta vaguedad. Y, sin embargo, en teoría todos sabemos que las heces de determinados colores, consistencias o incluso olores «inusuales» son la señal de alarma de una condición física mejorable. Cuando nuestros hijos hacen un «popó feo», ¿cuál es nuestra primera reacción? ¡Preguntarle al pediatra antes de que la situación empeore! Cuando el elefante expulsa montañas y montañas de caca, ¿qué hace el encargado del zoo? ¡Llamar al veterinario antes de quedar sumergido! Y cuando una molesta diarrea nos vuelve complicada cualquier actividad diaria, ¿no buscamos enseguida al «culpable» entre los alimentos ingeridos?

Inconscientemente todos damos por sentado que el intestino es el motor principal de la vida. Y, a pesar de ello, otorgamos poquísima importancia a la cantidad y la calidad de la caca que producimos. Sin embargo, basta con tener en mente unas pocas y sencillas reglas para garantizar una evacuación regular, saludable y satisfactoria.

Lento... ¡como una canica!

Para que os hagáis una idea de lo que sucede durante el «viaje» de los alimentos a lo largo del tubo digestivo, partamos de un caso extremo. Suponed que un niño se traga por error una canica: ¿qué sucede?, ¿dónde acaba la canica? Directamente en el váter, ¡por supuesto! Aunque, claro, no de forma inmediata: será después de tres o cuatro días, e incluso de una semana. Un tránsito muy largo respecto al de los alimentos, que depende obviamente del hecho de que el tubo digestivo no está preparado para administrar y «procesar» objetos, sino exclusivamente comida. Para «digerir» una canica, el intestino empleará mucho más tiempo del que haría falta para digerir una zanahoria. Los tiempos de digestión dependen, en todo caso, de una única variante: la velocidad de los alimentos ingeridos. Hay algunos rápidos, que emplean únicamente treinta minutos para realizar el recorrido que los lleva de la boca al intestino delgado, y otros lentos, que, en cambio, necesitan varias horas para completar su viaje por nuestro cuerpo.

¿Qué sucede cuando alimentos lentos y rápidos se asocian sin un criterio adecuado? Es muy sencillo: en el tubo digestivo se produce una reacción química precisa —la llamada «fermentación»— que ralentiza mucho el tránsito intestinal y, con el tiempo, crea depósitos que lo atascan. Esto conlleva un número infinito de problemas de funcionamiento de los que hablaremos con mayor profundidad en el siguiente capítulo.

¡Preparados para la revolución!

Fue así como logré establecer las bases de una nueva higiene alimentaria ideada para garantizar la salud del organismo, que en 1992 encontró su primer «manifiesto» en mi libro *La revolución alimentaria,* publicado por Marabout en Bélgica y por Verdechiaro en Italia. Y se trataba precisamente de una revolución: mi método ha derribado muchas convicciones sobre el intestino que hasta entonces nunca se habían puesto en discusión. Por ejemplo, se daba por descontado que para el tubo digestivo servían todas las leyes físicas válidas para el resto de órganos. Y en cambio,

¡no es así! Mi libro fue el primero en explicar que el tubo digestivo funciona como si estuviera «fuera del cuerpo». ¿Y sabéis por qué? Porque es hueco y está abierto al exterior tanto por un extremo (la boca) como por el otro (el ano). De modo que para el intestino son válidas las reglas de la aerodinámica: los alimentos en su interior caen hacia abajo, y si encuentran obstáculos, se ralentizan o, en un caso peor, se detienen.

Pero ¡esto no acaba aquí! *La revolución alimentaria* fue la primera obra que le reconoció al intestino su crucial papel en la prevención de las enfermedades. El tubo digestivo no solo facilita el paso a la sangre de las sustancias nutritivas contenidas en los alimentos —¡en las que se concentran el 80 % de las defensas del sistema inmunitario de nuestro organismo!—, sino que un tubo digestivo limpio y en perfecto funcionamiento es la condición esencial para prevenir todo tipo de enfermedades.

La confirmación, el éxito

En estos veinte años desde su «debut», el método Adamski ha encontrado respuesta en numerosos estudios y prácticas. En particular, en la llamada «endoscopia capsular», una prueba capaz de determinar el funcionamiento intestinal a partir de las informaciones recogidas por una cápsula que, dotada de una cámara microscópica, atraviesa todo el tubo digestivo y llega a la válvula ileocecal en cuatro horas y cuarenta y siete minutos. Pensad que ya hace veinticuatro años, cuando la endoscopia capsular era prácticamente ciencia ficción..., ¡yo había fijado el tiempo de la caída de los alimentos lentos entre cuatro y cinco horas!

Fueron también varias las obras que, a partir de este redescubrimiento del papel fundamental del intestino, profundizaron en las investigaciones sobre los mejores modos para mantenerlo sano. Entre ellas, *El segundo cerebro,* de Michael Gershon, que valoró mi tesis de que el intestino estaba «fuera del cuerpo», y *La digestión es la cuestión,* de Giulia Enders, que considera al intestino la principal «defensa» en la guerra contra las enfermedades.

En resumen, nuestros conocimientos en este ámbito se han ampliado notablemente respecto a los de hace décadas. El secreto de la salud, como descubriréis a medida que vayáis leyendo, está en su aplicación correcta. Con mi método intento divulgar lo máximo posible los hábitos fundamentales que deben respetarse para establecer las bases de una nueva higiene de vida, para eliminar de raíz la causa de los problemas que nos afligen y para sentirnos siempre activos, motivados y eficientes..., pero, sobre todo, ¡felices!

Ve donde el intestino te lleve

Un tubo es un tubo

Reconozcámoslo, no hay tanto a lo que darle vueltas: existe un motivo muy simple para que lo llamemos «tubo digestivo». ¡Y es porque su función principal es la misma que la de cualquier otro desagüe! Esto es, facilitar el paso de materiales de un punto a otro.

La digestión es, ante todo, una cuestión hidráulica. El tubo digestivo funciona mal si se obstruye, exactamente como le ocurre al desagüe de vuestro fregadero. Con una gran diferencia: ¡para liberar el intestino no tendréis que vaciar la cartera! Para limpiarlo, tan solo es necesario informarse sobre su funcionamiento y aplicar algunas reglas sencillas de sentido común. El método Adamski sirve precisamente para esto.

El intestino, ese desconocido

Todos estamos acostumbrados a referirnos al aparato digestivo de un modo muy genérico como «la tripa». En realidad, el tubo digestivo comprende diversos órganos, como el esófago, el estómago, el duodeno, el intestino delgado y el intestino grueso, que ejercen una fortísima sinergia unos con otros para cumplir simultáneamente dos funciones esenciales: el **tránsito vertical** y el **tránsito horizontal** (véase la figura 1).

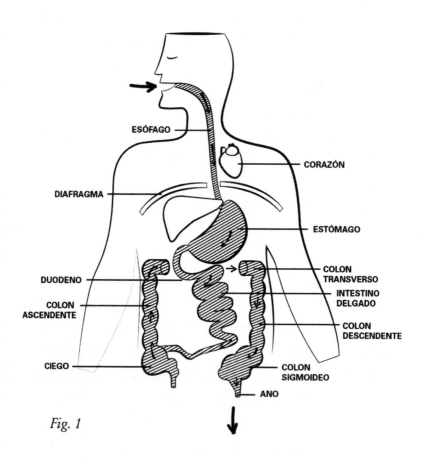

Fig. 1

Elimina a los enemigos...

El **tránsito vertical** saca del cuerpo, a través del recto, todo el material superfluo o nocivo ingerido mediante la alimentación, es decir, todas aquellas sustancias que no necesitamos para seguir estando sanos. El proceso es muy sencillo de imaginar: la comida entra por la boca y pasa a través de los distintos órganos que forman el aparato digestivo, los cuales la transforman, la disuelven y la filtran, absorbiendo lo que tiene de buena y rechazando lo que en cambio no sirve al organismo o podría dañarlo. Se trata principalmente de toxinas y grasas malas que, apoyadas por la fuerza de la gravedad, viajan desde arriba hacia abajo a través de nuestro cuerpo y son expulsados con la caca.

... ¡y asimila a los amigos!

De modo que los componentes de desecho de la comida se eliminan, acabando donde merecen estar: en el váter. En cambio, aquellos necesarios para la salud, como las vitaminas, los minerales y las grasas «buenas», son retenidos en el tubo y desde allí transferidos a la sangre para que logren nutrir a todas las células del organismo. Pero ¿cómo se efectúa este paso? ¡Muy fácil! Mediante la segunda función principal del tubo digestivo: el **tránsito horizontal**.

De hecho, las paredes del tubo están llenas de muchísimos agujeros microscópicos mediante los cuales las sustancias beneficiosas de los alimentos llegan a la sangre y son asimiladas por el organismo.

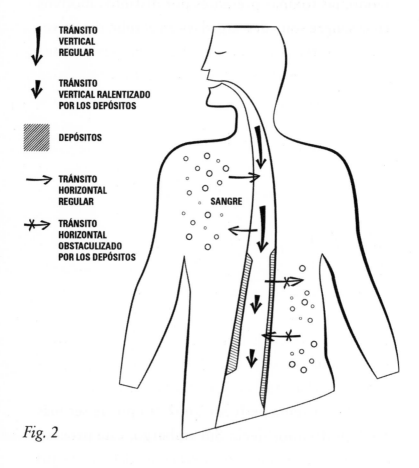

Fig. 2

Sin embargo, este flujo horizontal no funciona solo del interior al exterior del tubo digestivo, sino también en sentido contrario (véase figura 2). Los agujeros del tubo permiten que las sustancias realicen asimismo el recorrido inverso. De este modo, las toxinas presentes por distintos motivos en la sangre son «descargadas» en el tubo digestivo, y desde este, expulsadas mediante la caca y, naturalmente, con el pis, que se presenta más oscuro cuanto mayor es el porcentaje de desechos eliminados.

Entonces ¿dónde está el intríngulis?

Resumiendo, el **tránsito vertical** sirve para hacer descender la comida ingerida desde la boca hasta la válvula ileocecal y para expulsar para siempre los componentes inútiles o dañinos. El **tránsito horizontal** le sirve al organismo para asimilar las sustancias beneficiosas retenidas en la digestión y para eliminar aquellas nocivas presentes en la sangre.

Un sistema perfecto, ¿no? No puede ser más fácil, podríamos decir. Sin embargo, este proceso «virtuoso» casi nunca funciona como debería. Dejad que os explique por qué.

El tubo digestivo es una máquina sensacional. Pero, como todas las máquinas, puede estropearse, atascarse, calarse o contaminar el aire (¡y no lo digo solo como metáfora!).

Como ya hemos indicado en el capítulo precedente, una alimentación equivocada provoca una ralentización del tránsito digestivo y la formación de depósitos dañinos a lo largo de las paredes del tubo digestivo. ¿Y qué sucede cuando las paredes se encuentran ahogadas por capas y capas de material digestivo? Pues que, como es obvio, ¡no pueden «respirar»! Los agujeros que las llenan se obstruyen y no permiten que se siga efectuando el tránsito horizontal, ni en un sentido ni en el otro. Privadas de las vitaminas, las sales minerales y las grasas buenas de los alimentos, las células de la sangre quedan empobrecidas. Del mismo modo, las toxinas presentes en la sangre no logran alcanzar el interior del tubo ni, por tanto, ser eliminadas. Así acaban por amontonarse, contribuyendo a un ulterior desequilibrio del organismo; y esto, queridos míos, es el origen de todas las enfermedades.

Pensad en la rendija del aire acondicionado llena de polvo o en el desagüe de la ducha obstruido por los pelos: para volver a disfrutar de la temperatura ideal o a darse una ducha sin inundar la casa entera, debéis limpiarlos, ¿no? Pues lo mismo ocurre con el tubo digestivo.

La pescadilla que se muerde la cola

El tránsito horizontal y el vertical dependen el uno del otro al 100 %: si el flujo vertical se atasca, también el horizontal se resiente, y viceversa. ¡Es como un efecto dominó perpetuo! Cuando el tránsito vertical está ralentizado por la fermentación, las materias ingeridas quedan depositadas mucho tiempo en el tubo digestivo; la acumulación de estas obstruye los agujeros destinados al tránsito horizontal, impidiendo al organismo asimilar los nutrientes fundamentales y eliminar las toxinas nocivas. La comida ingerida se procesa entonces cada vez de forma más lenta y fatigosa, hasta que el tubo digestivo queda completamente obstruido, y el organismo, envenenado. No nos andemos con rodeos: ¡un tubo digestivo deteriorado puede convertirse en una verdadera pesadilla! Y, sobre todo, puede conllevar consecuencias graves e inesperadas.

Todos los caminos llevan al baño

Resulta difícil de creer, pero ya está ampliamente demostrado que los problemas funcionales que nos afligen a diario, incluso aquellos que parecen no tener nada que ver con la digestión, son en cambio consecuencia directa de un tubo digestivo en mal estado.

Esto se debe a que el tubo digestivo representa la «vía de escape» principal de los desechos, y si no funciona bien, condiciona y sobrecarga el resto de órganos de nuestro cuerpo que de algún modo cumplen la misma función: me refiero a los pulmones, a la piel, a las articulaciones, al aparato urogenital y al otorrinolaringológico.

Es decir, no debemos sorprendernos si, además de provocar todos los problemas estrechamente relacionados con la alimentación (como, por ejemplo, las molestias hepáticas, la obesidad, el estreñimiento, la aerofagia o la mala circulación), un tubo digestivo obstruido puede también ser responsable de problemas aparentemente lejanos de su «ámbito» más próximo. De hecho, una mala digestión es con frecuencia causa de problemas respiratorios, infecciones urinarias, patologías articulares y dermatológicas. ¿Padecéis sinusitis, dolor de estómago, artrosis o mala circulación? Antes de atiborraros a pastillas, plantearos una sencilla pregunta: «¿cómo te va con la caca?».

Un ejemplo: el inesperado origen del habitual dolor de espalda

Esta revelación ofrece una perspectiva luminosa sobre la eficacia de los métodos comunes para curar los trastornos funcionales. La medicina clásica, de hecho, tiende a «atacar» los síntomas de un malestar sin indagar en las causas originarias. ¿Cuántos de vosotros, por ejemplo, sois propensos a los dolores de espalda o a contracturas musculares que vuelven agotadora cualquier actividad sencilla? No es agradable, estoy de acuerdo. ¡Es como vivir con una espada de Damocles constantemente suspendida sobre la cabeza! Nunca sabéis si os golpeará ni cuándo; entre tanto, os movéis con cautela y limitáis al mínimo los esfuerzos (exponiéndoos así, entre otras cosas, al riesgo de sufrir contracturas). ¿Y por qué? Porque cuando intentáis curaros, el médico os aconseja en la mayor parte de los casos atenuar el dolor con analgésicos y someteros a sesiones de kinesioterapia. Por favor, se trata seguramente de consejos útiles para aliviar el malestar, pero no os servirán para liberaros de una vez por todas del sufrimiento que una espalda maltrecha puede causar. Cualquier día podréis volver a bloquearos.

En concreto, al considerar los problemas de espalda, es fundamental tener en cuenta su relación con el tubo digestivo. Los doce metros de tubo, de hecho, no cuelgan en el vacío, sino que se aferran a puntos de la estructura ósea, en particular de la columna vertebral. Resulta, por tanto, evidente que un mal funcionamiento del tubo digestivo, que a menudo tiene como consecuencia un aumento de su volumen, provocará tensiones y presiones sobre los huesos implicados. Es como vivir con una mochila encima que día tras día va volviéndose cada vez más voluminosa. ¿Cómo podría la espalda no resentirse?

Un ejemplo: la pesadilla del colesterol

Otro ejemplo muy eficaz de los daños provocados por el mal funcionamiento del tubo digestivo es su repercusión sobre la composición de la sangre, especialmente con respecto al tan debatido colesterol. Como sin duda sabréis, de un tiempo a esta parte se habla mucho de las grasas «buenas» necesarias para la salud del organismo. Se trata de grasas con grandes propiedades beneficiosas que digerimos a través de la alimentación. Pero cuando las paredes del tubo digestivo están obstruidas, las células no pueden asimilar estas grasas y deben producirlas por sí mismas. Es una pena, sin embargo, que la obstrucción del tubo digestivo impida también la eliminación de este colesterol «autoproducido», que por tanto se acumula en exceso provocando una dañina hipercolesterolemia.

En ese momento vais a haceros unos análisis de sangre y el nivel de colesterol resulta obviamente superior a la media. El médico os aconseja seguir una dieta libre de grasas, que sin embargo no dará ningún resultado, porque las células, aún «huérfanas» del mecanismo de asimilación, continuarán produciendo por sí mismas el colesterol que no serán capaces de eliminar. Es imposible curar una alteración de la composición sanguínea si antes no se limpia el tubo digestivo y no se restablece la apropiada regularidad de las evacuaciones.

Los síntomas hablan de ti

La relación entre el estado del tubo digestivo y la salud física es tan estrecha y directa que con mucha frecuencia basta valorar los síntomas más evidentes de un malestar para comprender exactamente en qué punto del aparato digestivo se ha creado la obstrucción.

Pongamos el caso, por ejemplo, de los imprevistos despertares nocturnos que tanta gente achaca al estrés. Seguís despertándoos en medio de la noche y apenas abrís los ojos os asaltan las preocupaciones. Una pesadilla con los ojos abiertos, que inmediatamente atribuís al nerviosismo acumulado durante la jornada.

Me gustaría preguntaros si antes de buscar las causas de este insomnio entre los pensamientos que os afligen y os ponen nerviosos, os habéis planteado, sencillamente, qué habéis cenado. Porque una cena tardía, sobre todo si se ha caracterizado por una asociación equivocada entre alimentos lentos y rápidos, puede bloquear la digestión al nivel del duodeno, el primer tramo del intestino en el que los alimentos ingeridos se ralentizan.

Me explicaré mejor: lo ideal sería que la comida llegara al duodeno y allí fuera rociada de la bilis secretada por el hígado, que ayuda al tránsito digestivo. Pero cuando en el duodeno se crea un depósito de alimentos, el colédoco (es decir, el conducto a través del cual la vesícula biliar «vierte» en el duodeno la bilis secretada por el hígado) se obstruye. ¿Resultado? La vesícula biliar se contrae en espasmos para facilitar el paso de la bilis. ¡Y son precisamente estos espasmos los que nos despiertan a las dos de la mañana!

Está claro que los pensamientos que os rondan por la cabeza no os ayudarán a recuperar el sueño. Pero quien os ha despertado ha sido la vesícula biliar, ¡no el estrés!

¡Fuego! Regurgitaciones, ardor, hernias de hiato

La primera curva del duodeno es el primer lugar donde la comida, si está mal asociada, termina por fermentar y bloquearse. Poco a poco, la amplitud intestinal (es decir, el diámetro del interior del tubo digestivo) se va restringiendo: el alimento se detiene, continúa fermentando y crea así los gases que regresan hacia el estómago y lo empujan hacia arriba.

Cuando el estómago sube de esta forma, alza el diafragma y... ¡comienzan los problemas! Porque en ese momento el diafragma puede llegar a tocar el corazón, provocando palpitaciones reflejas. O puede llevar al desplazamiento de una parte del estómago desde el abdomen hacia el tórax: es la llamada hernia de hiato, origen de un ardor muy doloroso.

Existe un motivo preciso por el que la hernia de hiato escuece tanto. Al ir de arriba abajo, el tubo digestivo realiza secreciones cada vez más ácidas. De esta forma, cuando el tránsito se produce en el sentido equivocado (como en el caso del reflujo, de abajo arriba), la sensación de ardor que se deriva de él nos informa de que algo no va bien. Para esto sirve el dolor: para avisarnos de que estamos haciéndonos daños y de que debemos corregir nuestra alimentación. Notar esa sensación durante la digestión es buena señal: significa que el tubo digestivo no está muy atascado y que aún es capaz de mandarnos señales. En cambio, el famoso «yo puedo comer hasta piedras» es lo peligroso, porque un tubo digestivo que no se hace notar se encuentra probablemente ahogado por los depósitos y ha perdido toda sensibilidad.

Pero volvamos al ardor. La práctica más común para evitarlo consiste en ingerir un protector gástrico. ¿Y cómo funcionan los protectores gástricos? Su propio nombre lo dice: ¡protegiendo las paredes del tubo al aislarlas de los alimentos! Privadas de este contacto natural, las paredes tienden a perder tonicidad y a secarse, volviéndose más vulnerables a úlceras y gastritis.

Los protectores gástricos son, en resumen, un ejemplo concreto de una solución que cura los síntomas de un malestar sin resolver la causa, y que además provoca otros daños: el ardor desaparece temporalmente, pero el duodeno continúa bloqueado por los depósitos y provocará pronto más episodios desagradables. El problema se resuelve comenzando por el principio: los depósitos se desprenden si confiamos en una alimentación que separe los alimentos rápidos de los lentos, agilizando el tránsito con un lubricante (del que os hablaré en el próximo capítulo) y finalmente recurriendo al desbloqueo manual del duodeno.

Tubo digestivo lleno, piernas hinchadas

Las mujeres están tan acostumbradas a las molestias relacionadas con el ciclo menstrual que con mucha frecuencia ni siquiera se preguntan a qué se deben estas y se resignan a esperar, todos los meses, a que con el fin de la regla llegue también el de las molestias relacionadas. Y, sin embargo, la hinchazón de las piernas y el dolor de cabeza vinculados al periodo pueden ser consecuencia directa de un tubo digestivo atascado.

De hecho, el útero se comporta como una esponja que «absorbe» la sangre de las piernas. En torno al vigésimo sexto día del ciclo, las piernas se hinchan justo por ese motivo: el útero está lleno y no logra cumplir bien su función de esponja. Cuando finalmente llega la menstruación, el útero se vacía y vuelve a «absorber» la sangre de las piernas, que de inmediato se tornan más ligeras.

Pero el buen funcionamiento del útero-esponja no está ligado solo al hecho de encontrarse lleno o vacío: con mucha frecuencia un tubo digestivo atascado y voluminoso puede comprimirlo y empeorar la situación. Por este motivo, la limpieza del intestino es fundamental también para atenuar molestias típicamente femeninas. Un antiguo anuncio de compresas prometía a las mujeres que se sentirían libres y felices «como una mariposa». Pero ¿no se sentirá más libre y feliz una mariposa después de haber hecho caca?

Cistitis, infecciones urinarias, problemas durante la micción

Los depósitos derivados de una alimentación equivocada pueden atascar también las vías urinarias, disminuyendo su diámetro y obstaculizando el flujo de orina. Es el propio aparato urinario el que intenta resolver este problema despegando los depósitos más superficiales para favorecer la micción y evitar el bloqueo. Sin embargo, el peligro reside en que estas «placas» de depósito de las que se liberan las vías urinarias corren el riesgo de dañar e inflamar las paredes durante su descenso. De ello deriva una serie de patologías, diferentes según la zona implicada: pielonefritis, uretritis, cistitis..., ¡y cualquier otra que se os ocurra! Todas las molestias que con frecuencia se atribuyen a microbios o virus contraídos en baños públicos o piscinas están estrechamente relacionadas más bien con la «liberación» de los depósitos que produce la llamada «arenilla», una arena que daña y vuelve oscura la orina. También para el aparato urinario, como para el digestivo, ¡lo importante es limpiarse a conciencia!

Una mirada de 360º a la salud

No debéis malinterpretar mi reflexión sobre la necesidad de tener una «visión global» del organismo para curarse de forma eficaz, tampoco pretendo decir que no haga falta fiarse de los médicos: un profesional competente siempre es necesario para afrontar cualquier trastorno estructural. Lo único que intento sugeriros es un enfoque más profundo a la resolución de los trastornos funcionales. No os conforméis con aliviar los síntomas. ¡Indagad sus causas! Y considerad que debéis buscarlas en la situación de vuestro tubo digestivo con mucha mayor frecuencia de lo que pensáis.

Podéis escoger pasar por la vida de puntillas, resignados a sufrir constantemente por tal o cual achaque. O bien podéis decidir no seguir teniendo miedo, e indagar y resolver la causa profunda de vuestros trastornos para no padecerlos más.

Descubrid el origen del problema

En estos treinta años de actividad me he encontrado con pacientes que padecían trastornos de lo más dispar, y la experiencia me ha permitido relacionar unívocamente sus problemas con dificultades digestivas específicas. Ahora puedo decir con certeza que con mi método cualquiera puede, en pocos meses, liberarse de las molestias que lo afligen a diario.

Daos cuenta de que la diarrea y el estreñimiento son las primeras molestias que lograréis solucionar gracias a mi método, que desde el inicio «liberará» la parte alta del tubo digestivo, la que conduce desde el estómago a la primera curva del duodeno. Los problemas relacionados con el hígado, la vesícula biliar y el páncreas, como la hepatitis, un nivel alto de colesterol, los cálculos biliares, un anormal nivel de azúcar en sangre, las migrañas, las hemorroides y los problemas cervicales conformarán la segunda categoría de las molestias de las que os aliviará el método. También se solucionarán el lumbago y la ciática, la hinchazón abdominal, la cistitis, las infecciones urinarias y la sequedad epidérmica, con frecuencia relacionadas con problemas del intestino delgado y los riñones. Seguir mi método, es decir, restablecer completamente el correcto funcionamiento intestinal, os ayudará finalmente a resolver muchas molestias relacionadas con la circulación y el sistema respiratorio: otitis, sinusitis, asma, alergias, bronquitis y dermatitis ya no representarán un problema.

El método Adamski os permitirá, en el plazo de tres o cuatro meses, limpiar por completo vuestro tubo digestivo de arriba abajo. El primer paso para resolver un problema es identificar la fuente; después de lo cual, bastará esforzarse para drenar y liberarse (literalmente) del lastre. Para siempre.

Tenéis la palabra

En todos los años que he dedicado a mi actividad he visto pasar por mi consulta a centenares de pacientes que se quejaban de molestias de lo más dispar. Estoy encantado de poder decir que todos ellos han logrado, gracias a mi método, enfilar el camino apropiado hacia la recuperación. Sus testimonios —recogidos entre las sencillas cartas de agradecimiento, reseñas de mi primer libro y las sucesivas opiniones a mis cursos de formación— son para mí una prueba más importante que los resultados del laboratorio, y dicen mucho más de lo que podría aportar cualquier conferencia sobre el tema. Por eso os invito a leerlas, para que descubráis cómo y cuánto puede cambiar vuestra vida el método Adamski.

Hola,

Tengo treinta y tres años y hace ya cinco meses que he adaptado mi alimentación a los principios del método Adamski, sometiéndome además cada dos semanas a la manipulación abdominal del doctor Adamski en persona.

Llegué a su consulta gracias a la recomendación de una amiga mía, que ya desde hace muchos años me veía agobiada por numerosos problemas que me costaba resolver, y para los cuales los médicos seguían prescribiéndome unos medicamentos tras otros que sin embargo no parecían conducir a ningún resultado.

Por eso me presenté en la consulta del doctor Adamski y le hablé de mis síntomas: estreñimiento, sudoración excesiva en manos y pies, manchas por todo el cuerpo, ronchas y granos por todo el rostro y la espalda, y piel constantemente grasienta. A pesar de intentar depurarme de todas las formas posibles (ha-

bía renunciado ya hacía años al azúcar y las harinas refinadas, practicaba deporte de modo habitual y bebía tanta agua que mi orina se había vuelto prácticamente transparente), no lograba liberarme de ninguna de estas molestias.

Pues bien, solo tres días después de haber comenzado con el método, las manos y los pies me dejaron de sudar, volví a dormir bien y mi orina se tornó de un color natural. Después de dos semanas, las piernas y los tobillos se me empezaron a deshinchar de forma evidente y las manchas y granos se volatilizaron. Los amigos no dejaban de preguntarme qué tipo de «milagro» me había sucedido: tenía un aspecto más fresco que nunca, estaba llena de energía y me sentía de lo más ligera. Un mes después de haber comenzado el método me sentía renacida, y me había acostumbrado a rechazar las toxinas de tal forma que ni siquiera mi medio pitillo diario me interesaba ya.

Pero lo más sorprendente me ocurrió hace poco, y debo contárselo.

Una pequeña introducción: hace algún tiempo, tras una radiografía ortopanorámica, mi dentista me aconsejó realizar implantes en dos dientes ya desvitalizados. Era necesario, me explicó, porque el hueso de la mandíbula se estaba consumiendo. Me vi obligada a aceptar, aunque eso significara que me extrajera las piezas, realizara los injertos óseos y efectuara los implantes: algo muy costoso, tanto desde el punto de vista físico como desde el económico. Resignada, le dije que volvería pronto para someterme a la intervención.

Pues bien, tres meses después de haber comenzado el método Adamski, las encías que sujetaban los dientes que iban a ser reemplazados han comenzado a sangrarme de tanto en cuanto. Transcurridos otros dos meses acudí al dentista para la operación, pero esta ya no era necesaria: una nueva ortopanorámica mostró que ya no hacía falta extraer los dientes; ¡tanto el hueso como la encía se habían regenerado! Mi dentista no era capaz de creer lo que veía, nunca había visto nada así. E incluso a mí me cuesta todavía encontrar las palabras adecuadas para expresar lo contenta que estoy y lo bien que me siento. El método Adamski ya se ha convertido para mí en un estilo de vida que me ha cambiado la existencia. ¡Es maravilloso verse mejorar día tras día! ¡Gracias, gracias, gracias!

Carmen

Hola,

Tengo cuarenta y tres años y desde hace ocho sigo el método Adamski. Antes padecía colitis, pero ¡ahora estoy fenomenal! Desde que empecé a comer siguiendo el método no he vuelto a tener ni un solo ataque. Renunciar a una pasta con tomate es realmente un precio bajísimo para sentirme por fin sana.

Enfermo poquísimo: hace años que no tengo una gripe, un resfriado o unos meros dolores articulares. A pesar de que llevo una vida intensísima y llena de compromisos, siempre encuentro la energía para distraerme y divertirme. Me encuentro en mejor forma y tengo una piel más bonita que cuando tenía veinte años, y creo que buena parte del mérito es del método Adamski. ¡Gracias!

Silvia

Estimado doctor Adamski:

Le escribo para preguntarle si el mosto cocido debe considerarse fruta o no, y si por tanto debería ir asociado a comidas rápidas o lentas.

En apoyo a su trabajo, le informo de que a pesar de que yo no practico ninguna actividad física, desde que sigo su método he detectado una clara disminución de la celulitis en los muslos. ¡Prácticamente ha desaparecido! Es verdad que no tenía tanta, pero en cualquier caso lo considero un excelente resultado. En los brazos persiste, ¿es cuestión de tiempo? Deseaba también preguntarle cómo hacer para eliminar la grasa acumulada en estos meses en las caderas y el abdomen.

Por otra parte, me ha sucedido una cosa algo extraña: desde que sigo su método he ganado tres kilos, pero he perdido una talla, y me siento notable-

mente menos hinchada. ¿Cómo es posible? Debo admitir que nunca me he privado de nada: helados, sorbetes, pan con aceite (mi desayuno preferido). Además, paso casi todo el día sentada, solo me muevo para subir las escaleras o para llegar al coche. Por ello, no me sorprende el aumento de peso, ¡pero sí la pérdida de una talla! Si un día pudiera explicarme esta contradicción de un modo científico, se lo agradecería.

¡Ah!, a pesar del intenso calor, este verano no he notado las piernas pesadas, lo que considero también otro gran resultado.

Gracias y hasta octubre,

Giulia

Buenos días, doctor Adamski.

Tengo sesenta y cinco años y vivo en Turín, donde enseño yoga.

Hace ya tiempo que intento curar un estreñimiento crónico con resultados alternos; además, hace tres meses he comenzado a padecer una dolorosa dermatitis seborreica en el cuero cabelludo.

Hace una semana he empezado a seguir sus consejos, y debo decirle que los resultados son ya espectaculares: se me han deshinchado las bolsas de los ojos, hago mejor la digestión y desde hace dos días ¡he vuelto a ir al baño! Aún no he detectado progresos particulares con respecto a la dermatitis, pero tengo mucha confianza en que se produzcan. Sé que su método prevé también el consumo de algunas infusiones, pero en mi farmacia no logro encontrarlas. ¿Podría decirme dónde hacerlo?

Le solicito amablemente consejo sobre cómo proceder, agradeciéndole por anticipado su disponibilidad y simpatía, que, por otra parte, se intuyen en sus escritos.

Cordialmente,

Enrica

Buenos días:

Sigo el método Adamski ya desde hace cuatro años. Antes padecía con frecuencia colitis, ahora en cambio puedo asegurar que me encuentro en perfecta forma: el método también me ha ayudado a recuperarme con mayor rapidez después de mi segundo embarazo. ¡No sabe cuántos, viéndome así de bien, se han interesado por mi alimentación y han decidido seguir como yo los consejos del doctor Adamski! Ahora ya me resulta natural respetar la separación entre alimentos rápidos y lentos: acostumbrarse es muy fácil, ¡se lo aconsejo a todo el mundo!

Silvia

Ya hace dos años que sigo con satisfacción el método Adamski. El médico me ha ayudado a salir de una situación muy difícil..., casi desesperada. Siempre me encontraba mal, el dolor y la hinchazón abdominales eran insoportables, tanto que había llegado a tomar habitualmente un medicamento calmante para el intestino. Además del dolor físico, la situación me provocaba un intenso malestar psicológico: cada vez que salía de casa me aterrorizaba sentirme mal en público. ¡Un verdadero desastre!

Pero cuando comencé a comer siguiendo las indicaciones del método y a someterme a los masajes viscerales, advertí pronto evidentes mejoras. Después de solo tres semanas pude reducir la cantidad del calmante para el intestino, y poco después lo eliminé del todo. Las molestias se atenuaron, y poco después desaparecieron. Dos años más tarde, mi situación ha mejorado mucho. Continúo tanto con la dieta como con los masajes, y aunque esporádicamente todavía tengo algunas molestias, estas no son nada en comparación con como estaba antes. Estoy muy satisfecho. ¡Gracias, doctor Adamski!

Filippo

Solo hace un año que sigo esta dieta, pero ya he podido ver grandes progresos en cuanto a energía y salud, tanto mental como física. Antes siempre me en-

contraba cansada, no hacía bien la digestión, estaba estreñida, a menudo hinchada a causa de los gases intestinales, y ahora todos estos problemas se han resuelto casi completamente. Es una dieta muy científica, en mi opinión la única que puede curar de verdad: los alimentos ácidos ingeridos solos (es decir, no obstaculizados por aquellos de absorción lenta, no ácidos), precisamente gracias a su propia acidez, despegan las incrustaciones depositadas en las paredes del estómago y del intestino. Los alimentos no ácidos, ingeridos sucesivamente, hacen de «barrenderos», recogiendo estas impurezas y echándolas fuera. De este modo, el tubo digestivo funciona siempre lo mejor posible y es capaz de enviar más nutrientes a todos los órganos, incluido el cerebro. He de decir que también se adelgaza, lo que no hace mal a nadie. Cualquier otra dieta o cura natural es solo un paliativo, la revolución alimentaria de Adamski es verdaderamente la solución definitiva, esa que todos buscamos.

Fiorenza

Mi nieta, una niña de cinco años, padece estreñimiento crónico desde que comenzó a recibir alimentación «sólida»; es decir, desde siempre. Esto le ha provocado permanentes dolores abdominales, que no le daban tregua ni de día ni de noche, tanto que hemos debido suministrarle laxantes porque ninguna dieta parecía ser capaz de curarla. También por este motivo siempre le ha costado engordar. Con el tiempo, la situación se ha vuelto cada vez más pesada: la niña incluso ha tenido que ser hospitalizada de urgencias en dos ocasiones por suboclusión con aerofagia masiva. Ha sido sometida a una infinidad de pruebas radiológicas y análisis de laboratorio, que sin embargo no han revelado nada acerca de la causa de su situación. Imagine los traumas —tanto físicos como psicológicos— que ha debido sufrir a una edad tan tierna.

Cuando oí hablar del doctor Adamski, decidí consultarle inmediatamente. Seguir su método alimentario ha representado un giro en la cura de mi nieta: ha recuperado el sueño, no ha vuelto a tener problemas de estreñimiento y los dolores han desaparecido muy rápidamente. El hecho de que incluso una niña de cinco años haya asimilado tan pronto cómo aplicarlo demuestra sin duda que se trata de un régimen de fácil acceso a cualquiera. Hoy todo continúa marchando bien, y seguimos usando el método sin ninguna dificultad.

Brigitte

Buenas tardes, Frank, ¿cómo estás? Yo también trabajo en el ámbito del bienestar, y quería decirte que saco gran partido de tus estudios para proporcionar *los mejores consejos posibles en el campo alimentario a mis pacientes. Muchos de ellos se han apasionado con tu libro y me han pedido que les consiga ejemplares, ¿crees que podrías mandármelos? Lo único que puedo hacer por ahora es prestarles el mío, ya que de momento se encuentra agotado.*

Por lo que a mí respecta, practico regularmente tu método desde el día en que nos conocimos en aquel curso de formación. Y después de cuatro meses debo decirte que mis problemas de piel han desaparecido, las menstruaciones se han vuelto mucho menos dolorosas y muchos otros pequeños problemas parecen ya solo un infeliz recuerdo. Desde que he comenzado a seguirlo —ya hace un año— no he vuelto a enfermar: ¡mi sistema inmunitario está fenomenal!

Gracias, hasta pronto.

Francesca

Buenas tardes, doctor Adamski.

Estoy encantado de comunicarle que después de haber seguido durante una sola semana su método ya puedo decir que le he sacado un enorme provecho.

Padecía trombocitopenia; es decir, mis análisis de sangre mostraban siempre un nivel de plaquetas demasiado bajo respecto al umbral mínimo. A pesar de haberme sometido a numerosos controles clínicos, nunca he logrado identificar la causa de mi situación. Para resolverla he seguido un tratamiento a base de cortisona, con el que no he experimentado progresos, pero tras dos años me he visto obligado a interrumpirlo porque había desarrollado una intolerancia al medicamento.

Después, afortunadamente, he descubierto su método: tras una semana de tratamiento me he realizado un hemograma y he comprobado que la cantidad de plaquetas había subido de 60.000 a 140.000 unidades, un número que no había alcanzado nunca, ¡ni siquiera con la ayuda de los fármacos!

Ahora me encuentro muy bien, ¡gracias!

Dino

Estimado doctor Adamski,

Le escribo para hacerle saber que desde que seguí su curso y comencé a aplicar su método, hace ya cuatro meses, voy al baño cinco veces a la semana, y sin necesitad de laxantes. ¡Para mí es un milagro! Hacía ya quince años que padecía estreñimiento crónico, y ahora mis problemas han desaparecido. No sé expresarle cuánto agradezco los beneficios de su tratamiento. ¡No hago más que recomendar su método a todo el mundo! Mil gracias.

Claudia

Bien, pues ahora que ya os habéis hecho una idea de las molestias de las que es posible curarse simplemente con preocuparse de tener limpio el tubo digestivo, ¡solo os queda descubrir cómo hacerlo!

En el siguiente capítulo os contaré cuáles son los principales pilares de mi método y os explicaré cómo, solo con aplicar algunas reglas sencillas, seréis al fin capaces de cuidar de vosotros mismos respetando vuestro cuerpo y vuestra mente.

Ir al baño se volverá una experiencia agradable y satisfactoria, y apenas transcurridos unos días podréis percibir concretamente la sensación de que por fin todo funciona bien. Vuestra «máquina» no se estropeará ni se atascará más: de hecho, devorará kilómetros y kilómetros sin pararse jamás.

Antes de nada, sin embargo, es importante recordar un principio fundamental para obtener el máximo resultado de mi método (y, en general, para ser sinceros, de cualquier correcta higiene alimentaria).

Una pausa indispensable

Una alimentación adecuada es el factor fundamental para lograr una buena salud. Sobre esto estamos todos de acuerdo. Pero, para recuperar la forma, comer bien no es suficiente. Para obtener el máximo de una dieta sana, además de comer bien, hace falta «sentirse bien cuando se come».

¿Qué quiero decir? Pues algo tan banal como demasiado a menudo olvidado y es que ¡es fundamental disfrutar con la comida!

Prefiero no imaginar cuántos de vosotros pasáis el día entero trabajando sentados delante del ordenador y consideráis el almuerzo como un momento necesario solo para no desfallecer de hambre durante la tarde. Y, sin embargo, la forma en la que consumimos cada una de las comidas determina en gran parte el efecto de estas sobre nuestra salud. Incluso el plato más sano y equilibrado del mundo puede resultar difícil de digerir si lo coméis con prisa delante de la pantalla, sin dejar de trabajar y atiborrándoos para acabar antes. Aseguraos de que disponéis del tiempo necesario para comer. Poned la mesa, aunque estéis solos. Degustad con calma el sabor de los alimentos. ¡Olvidaos del teléfono mientras masticáis! En resumen, cread para vosotros una pausa de placer y distensión, un momento de paz y tranquilidad dentro del frenesí cotidiano.

¿Pensáis que eso sería «antieconómico»? ¿Creéis que no os podéis permitir desperdiciar el tiempo en estos pequeños detalles? Entonces, intentad verlo desde otra perspectiva: regalándoos media hora más de comida os aseguraréis un momento de recarga, que os aportará la energía necesaria para volver al trabajo. En cambio, si coméis con el único objetivo de nutriros, con prisa entre un compromiso y el siguiente, acabaréis más cansados que antes. El tubo digestivo estará en las peores condiciones para cumplir con sus propias tareas, y los efectos negativos de una mala digestión se multiplicarán, condicionando vuestro rendimiento laboral de un modo mucho más antieconómico para vuestra vida.

Libres de sentiros felices

El principio es muy simple: quien come bien, va bien al baño. Y quien va bien al baño, ¡vive mejor! Si deseáis disfrutar al máximo de las posibilidades que la vida os ofrece, escuchad con atención lo que tengo que deciros: vuestro bienestar está en vuestras manos. Hay quien dice que para ser feliz hace falta escuchar al corazón y actuar en consecuencia, y probablemente sea cierto. Pero fiaos de mí cuando os digo que vuestro intestino tiene cosas igual de importantes que deciros. El camino hacia la felicidad comienza en el lugar más familiar de todos: ¡el baño de vuestra casa!

El corazón del método

De la teoría a la práctica

Ahora que hemos explicado cómo funciona el tubo digestivo, qué le impide hacer mejor su labor y qué daños le causa a nuestra salud ir «mal» al baño, ha llegado el momento de afrontar el núcleo de la cuestión. Vuestro intestino está ahogado por los depósitos, colapsado bajo capas y capas de material tóxico acumulado durante años de alimentación equivocada; ninguna de las famosas dietas «detox» promocionadas por tal o cual revista de bienestar produce los resultados esperados. Os hace falta una respuesta, concreta y definitiva. Pero para encontrar la respuesta justa, digo yo, es fundamental plantearse la pregunta correcta. Y si el fin último es ir bien al baño, la primera pregunta que hay que plantearse no puede ser sino la siguiente: ¿qué significa «ir bien al baño»?

¿Cuándo podemos considerar que el tránsito es regular?

Esta es una buena pregunta, que, contrariamente a toda lógica, ha sido ignorada durante décadas de literatura médica. La confusión al respecto es enorme; la ignorancia sobre el tema, inmensa. Intentad realizar una pequeña investigación y lo veréis: os encontraréis con las respuestas más dispares, muchas de ellas carentes de cualquier base científica. Algunos médicos ayurvédicos, por ejemplo, declaran que para un tránsito correcto debemos hacer caca después de cada comida. ¡Como si fuéramos una canasta de baloncesto, y cada vez que tragáramos un balón hiciera falta expulsarlo un poco después...!

Vista la escasez de información al respecto, he decidido ir por mi cuenta. Estudié a fondo las diferentes velocidades de caída de los alimentos, y así logré establecer la duración ideal del tránsito digestivo, es decir, el tiempo empleado por los alimentos en recorrer el tubo digestivo (véase la figura 3). A continuación, os contaré lo que le sucede a la comida en el interior del tubo digestivo cuando los alimentos se asocian correctamente.

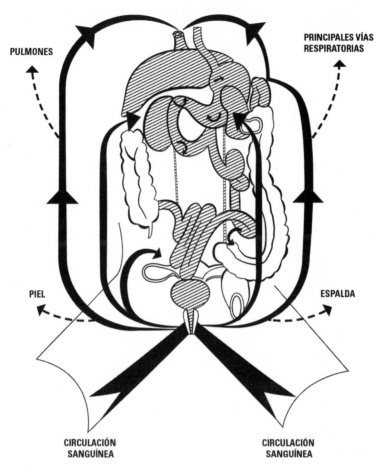

PULMONES

PRINCIPALES VÍAS
RESPIRATORIAS

PIEL

ESPALDA

CIRCULACIÓN
SANGUÍNEA

CIRCULACIÓN
SANGUÍNEA

Fig. 3

El tránsito ideal

Comencemos por el principio: son las **ocho** de la
mañana y tomáis vuestro estupendo **desayuno**. Después de cuatro o cinco horas, la primera comida del

día sale del **estómago** y llega al **duodeno,** es decir, la primera etapa de su viaje digestivo a lo largo del **intestino delgado,** que durará cuatro o cinco horas.

A la **una,** el estómago acoge el **almuerzo.** Después de cuatro o cinco horas, este llega también al **duodeno** antes de proseguir a lo largo del **intestino delgado.**

A las **seis** llega el momento de la **merienda.** Mientras tanto, el desayuno habrá terminado su recorrido a lo largo del **intestino delgado** y habrá realizado su entrada en el último tramo del tubo digestivo, el **intestino grueso,** y en particular en su parte inicial, llamada **ciego.**

A las **ocho** llega la última ingesta del día, la **cena.** La comida habrá recorrido entre tanto todo el **intestino delgado** reuniéndose con el desayuno en el **ciego,** donde pronto llegará también la **merienda** (que lo ideal es que estuviera compuesta de alimentos rápidos, es decir, aquellos con una mayor velocidad de caída respecto al resto de comidas).

Ahora el **desayuno,** la **comida** y la **merienda** ya se encuentran en el **ciego,** y esperan a que la **cena** se reúna con ellos: como todas las comidas lentas, tardará aproximadamente entre cuatro y cinco horas en alcanzar el **intestino grueso** después de haber sido consumida.

En ese momento, el **ciego** es como un depósito lleno: las heces están preparadas para seguir a lo largo del **intestino grueso** gracias a la **peristalsis,** una contracción muscular necesaria para impulsarlas hacia arriba por el **colon ascendente** y desde allí por el colon transverso para después caer, por el **colon descendente,** en el **colon sigmoideo** y acabar expulsadas desde el **ano** a través del **esfínter.**

Finalmente, las comidas de un día entero terminan en el váter. ¿Y sabéis cuántas horas han pasado desde la primera ingesta? ¡Cuarenta! Esto significa que cada uno de nosotros, cuando come correctamente, alberga en el abdomen cinco o seis comidas.

Un tránsito regular se hace además evidente por el aspecto de las heces. Si tienen la consistencia blanda y firme, como la de un plátano maduro, la forma y la superficie lisa de una salchicha y el color de una hamburguesa bien pasada, tenéis todo el derecho a exclamar: «¡Qué caca más bonita!».

3, 2, 1..., ¡fuera!

A fin de comprender cómo combinar los alimentos para agilizar lo más posible el tránsito intestinal, he realizado infinidad de experimentos cronómetro en mano. ¡Y lo digo en serio! La bibliografía médica nunca ha afrontado este aspecto de la digestión hasta que yo no he comenzado a plantearme las preguntas. Y fue así, analizando la velocidad de caída de cada alimento a lo largo del tubo digestivo, como llegué a elaborar mi famosa «teoría de los espacios». No es nada complicada, ya veréis: además, puedo explicárosla siguiendo un ejemplo tan simple como eficaz.

¡Despejen las vías!

Imaginaos que son las ocho de la mañana. Un tren sale de Roma hacia Milán, y viaja a una velocidad de ochenta kilómetros por hora. La llegada está prevista para las tres. ¡Paciencia! Es un tren de mercancías: ¡no está hecho para ir más rápido!

Sin embargo, después de cinco minutos, de la misma vía de Roma parte otro tren, también hacia Milán. Es un tren de última generación, y viaja a trescientos kilómetros por hora. A esa velocidad, me diréis, ¡estará en Milán en apenas un par de horas!

Pero no. Ninguno de los dos trenes llegará a su destino al horario previsto, y la razón es muy simple: ¡viajan por la misma vía! Apenas media hora después de su partida, el tren de alta velocidad ya habrá alcanzado el tren de mercancías: ambos deberán pararse, probablemente ponerse de acuerdo sobre quién tiene la preferencia, y mientras tanto habrán bloqueado la vía, provocando más retrasos en los transportes.

No es posible poner sobre la misma vía dos trenes que viajan a velocidades tan distintas sin provocar perjuicios en la circulación. Del mismo modo, no es posible introducir en el tubo digestivo alimentos que viajan a velocidades tan distintas sin provocar perjuicios en la digestión. Todo el tránsito se ralentizará; la comida fermentada se quedará pegada a las paredes del intestino, bloqueándolo e impidiendo la eliminación de las toxinas. Los alimentos ingeridos comenzarán a acumularse uno sobre otro en el interior del tubo, que estará obligado a trabajar las veinticuatro horas para «mandarlos hacia abajo». Lo que supone, en definitiva, negarle al intestino «sus espacios», es decir, esos intervalos de vacío e inactividad necesarios para que realice su depuración. Constantemente lleno y obligado a procesar los alimentos, el tubo digestivo se encuentra bloqueado para cualquier tipo de tránsito, no es capaz de depurarse y cada vez está más agotado: la comida fermenta y se pudre en el interior del tubo digestivo durante doce, veinticuatro o treinta y seis horas. Es una situación desastrosa, un círculo vicioso que solo puede interrumpirse con un cambio de rumbo radical. O, para decirlo de forma más apropiada, ¡organizando mejor las salidas y las llegadas!

¡Salidas!

Sin embargo, comenzar a alimentarse respetando las asociaciones adecuadas de alimentos no basta; ningún buen recurso será eficaz si antes no logramos que el tubo digestivo funcione correctamente. En definitiva, la situación no volverá a la normalidad hasta que este «atasco» intestinal haya sido expulsado.

Pero ¿cómo se puede limpiar un tubo digestivo que ya está lleno de depósitos «aferrados» a sus paredes? Una dieta drástica no serviría de nada: incluso si los depósitos se desprendieran, no encontrarían espacio libre para transitar con las heces y acabarían por utilizar «vías de salida» no deseables: la piel, provocando dermatitis y herpes; los pulmones, causando asma y alergias; la garganta y las orejas, provocando sinusitis y dolores de cabeza; la pobre espalda o los riñones, causando lumbalgias y cistitis.

No, una dieta hipocalórica es decididamente demasiado agresiva para un tubo digestivo atascado. Lo primero que debemos hacer es permitirle al intestino que reencuentre sus «espacios» perdidos. En pocas palabras, hace falta que pueda disfrutar de intervalos de al menos cuatro horas entre las comidas, durante los que pueda descansar, para que poco a poco vuelva a ser capaz de depurarse. De este modo, los depósitos se despegarán y, al encontrar el tubo digestivo vacío, dispondrán del espacio suficiente para poder atravesarlo y salir del cuerpo de un modo natural a través de la caca.

Ayuda al intestino, y este te ayudará

Primero: ¡lubricaos!

Es cierto, el tubo digestivo es una máquina fantástica. Si lo ponemos en buenas condiciones, es capaz de limpiarse y de curarse él solo. Pero nosotros podemos ayudarlo un poco, potenciando su acción a través de algunas medidas muy sencillas.

Para empezar, es necesario tener en cuenta que, como cualquier tubo atascado, el digestivo también necesita un desatascador que disuelva las incrustaciones. ¿Y sabéis quién es el fontanero más eficaz a la hora de liberar el intestino? Sobre todo, la fruta (en particular los cítricos, pero también «frutas insospechadas» como el tomate, el pimiento o la guindilla) y... ¡el aceite! Si se consume en crudo y en grandes cantidades, el aceite es uno de los instrumentos más eficaces para ayudar a que los depósitos se deslicen hacia el ciego. Naturalmente, me refiero al aceite vegetal y de buena calidad, como el aceite de oliva virgen extra, el de lino o el de coco, y no el aceite de parafina ni el de palma.

Ya estoy oyendo al coro de protestas: «¡El aceite de oliva engorda!», «¡El aceite de oliva aumenta el colesterol!». Bueno, dejad que os diga dos cosas: 1) un intestino bloqueado os hará engordar mucho más que una cucharadita de aceite crudo; 2) como ya he explicado en el capítulo anterior, nada favorece más la hipercolesterolemia que un tránsito bloqueado. Pero si esto no fuera bastante para tranquilizaros, sabed que existen cápsulas lubricantes que desempeñan la misma función que el aceite de oliva y que además son de lenta liberación: es decir, que lubrican todo el recorrido del tubo, desde el intestino delgado al grueso.

A menudo el intestino no solo está atascado, sino también debilitado por los daños provocados por los medicamentos que habitualmente usamos para resolver los problemas digestivos. El abuso de protectores gástricos, de hecho, no hace sino «aislar» artificialmente las paredes del tubo respecto a la comida ingerida. De esta forma, las paredes pierden su propia función (la de ayudar a los alimentos a avanzar hacia abajo) y se debilitan hasta fisurarse en úlceras.

En mis treinta años de actividad he advertido que incluso los embarazos —sobre todo aquellos no llegados a término— «agotan» las fuerzas del tubo digestivo. Es como si absorbiesen toda la energía del abdomen; hacen falta hasta cinco años para recuperarla.

Incluso en estos casos «límite» el tratamiento que sugiero no cambia: el uso del aceite vegetal o de las cápsulas lubricantes es fundamental para proteger las paredes del tubo y acelerar el descenso de la comida.

Segundo: ¡olvidad el móvil!

La exposición excesiva a la contaminación electro-magnética se encuentra entre los mayores responsables del atascamiento del tubo digestivo. Pasáis la mayor parte de vuestra jornada pegados al móvil y al ordenador. Intentad no usarlo al menos cuando estéis comiendo: prestaréis más atención al sabor de los alimentos, disfrutaréis de la comida de un modo completamente distinto y no estaréis sometidos a los perjuicios que las ondas electromagnéticas le provocan al intestino. Y la misma receta vale para el sueño: durante la noche evitad dejar el teléfono sobre la mesilla de noche, el módem activo o la alarma antirrobo encendida.

Tercero: ¡no al agua del grifo!

Sería necesario beber siempre agua con la menor cantidad de residuo fijo posible, nunca superior a cuarenta miligramos por litro. El agua del grifo arruina la caldera, la lavadora, la plancha... ¡Está claro que no puede ser buena para los riñones! En el mercado existen aguas de residuo fijo muy bajo (incluso de catorce miligramos por litro) como la de Lauretana, que siempre les aconsejo a mis pacientes. ¡Elegidlas siempre!

Cuarto: aprended a combinar los alimentos

Puedo decir sin temor a que me desmientan que los italianos sois sin duda los mayores entendidos del mundo en materia de moda. En vuestro país pervive, más que en ningún otro lado, una larga lista de reglas tácitas y no escritas, y sin embargo indiscutibles, que debe seguirse en la elección de un atuendo aceptable. Todo el mundo sabe que azul y marrón no pegan; que un calcetín blanco no puede acompañar a un zapato elegante o que se trasparente la camiseta interior por debajo de la camisa es lo peor que se puede hacer.

Pues también, con los alimentos todo es una cuestión de elegir las combinaciones adecuadas. Pero aquí no es cuestión de gusto ni de elegancia: las reglas que deben seguirse para elaborar comidas perfectamente digeribles son pocas, esenciales y objetivas. Acostumbrarse es muy sencillo, y los resultados son visibles ya a los pocos días. Porque no basta con vestirse de forma elegante para estar guapo: hace falta, antes de nada, sentirse bien. ¿Cómo pensáis caminar bien sobre unos tacones de veinticinco centímetros si os levantáis todas las mañanas con dolor de espalda?

Adiós a la fermentación

El objetivo de combinar de forma adecuada los alimentos dentro de una comida consiste, a grandes rasgos, en evitar todas las asociaciones responsables de la fermentación. En efecto, como ya hemos explicado, la fermentación y la putrefacción de los alimentos en el tubo digestivo ralentizan el tránsito intestinal tanto en sentido vertical como horizontal. Son, en resumen, ¡el origen de todos los males!

Los años que he dedicado a estudiar la velocidad de caída de los alimentos a lo largo del tubo digestivo —y no su composición, como en cambio hacen los biólogos, los nutricionistas o los dietistas— me han ayudado a distinguir principalmente dos categorías de alimentos, que no deben ir nunca, bajo ningún concepto, asociados en la misma comida: los alimentos lentos, que emplean de cuatro a cinco horas en recorrer el trayecto completo de la boca a la válvula ileocecal, comienzo del intestino grueso, y los alimentos rápidos, que en cambio «recorren» el tubo digestivo en solo treinta minutos. Existe además una tercera categoría menor, la de los alimentos «neutros», que pueden combinarse de forma indiferente con alimentos lentos y rápidos porque funcionan como aceleradores del tránsito intestinal.

Todo es cuestión de velocidad

El principio fundamental de mi método, no me cansaré de decirlo, consiste en no combinar nunca alimentos lentos y alimentos rápidos. Crear una combinación como esa equivale a producir dentro del intestino una mezcla perjudicial, que precisa para ser digerida más del triple del tiempo necesario, privando al tubo digestivo de los intervalos de reposo necesarios para que realice su depuración y obstruyéndolo con depósitos dañinos. Una primera panorámica de las tres categorías principales de alimentación sería: alimentos rápidos (que emplean treinta minutos en recorrer el tramo digestivo), alimentos lentos (que tardan en digerirse cuatro o cinco horas) y alimentos neutros (que aceleran la velocidad de los alimentos a los que se asocian).

Alimentos rápidos

La fruta

Entre los alimentos rápidos se incluyen prácticamente todas las frutas (salvo algunas raras excepciones, como el coco o el aguacate), no solo la fruta fresca, sino también cocida, desecada, macerada en alcohol o reducida en mermelada. Es decir, deben considerarse alimentos rápidos también los higos, los dátiles, los albaricoques y las ciruelas secos, así como las diversas bebidas alcohólicas elaboradas a partir de fruta que erróneamente solemos tomar «de sobremesa»: después de una gran comilona es preferible concederse una bebida alcohólica transparente y de alta graduación (como el sake o la grapa, que aceleran el tránsito intestinal) y no, como suele creerse, un *limoncello* o un *mandarinetto* o incluso los azucaradísimos licores amargos de color marrón.

La fruta ha de comerse una vez al día, y alejada de las comidas: la merienda constituye el momento ideal para consumirla, porque se realiza cuatro o cinco horas después del almuerzo y al menos una hora y media antes de la cena, ambas comidas lentas. Sin embargo, la situación será distinta según el lugar del mundo en que se viva: por ejemplo, en la India, en África, en México, en América del Sur o en las zonas ecuatoriales, la fruta exótica puede comerse también por la mañana. ¿Sabéis por qué? Porque en estos países los rayos del sol calientan con fuerza ya desde primera hora de la mañana. Y así hacen el tubo digestivo menos vulnerable a la acción agresiva de la fruta. Existe un equilibrio mundial que debe respetarse: si comemos lo que crece en nuestro país, en el momento adecuado según el clima en el que nos encontremos, lo digeriremos bien.

«Los falsos lentos»: el shock del tomate

También emplean treinta minutos en recorrer el tubo digestivo otros alimentos que aparentemente no tienen nada que ver con la fruta: la miel, el té verde, el yogur y otros incluso más «insospechables» como el tomate, la calabaza, el pimiento, la guindilla (y como consecuencia las especias derivadas de estos, como el curry o el pimentón). Y de este «descubrimiento», se puede decir, nace el primer mandamiento del método Adamski: el tomate es un alimento indispensable para la salud del organismo, que debe consumirse regularmente, si es posible a diario, pero **nunca** en combinación con alimentos lentos. Al igual que la fruta, desciende rápidamente por el tubo. Y si se combina mal, será el primer responsable de los problemas digestivos.

Sí, ya lo sé, la idea de privarse de un buen plato de pasta no hará sonreír a muchos. Por no hablar de renunciar a una pizza Margarita, ¡imbatible espectáculo de harina, tomate y mozzarella! Pero existen muchas, muchísimas formas sabrosas de comer tomate sin combinarlo con alimentos lentos, os lo aseguro: os bastará consultar el recetario que aparece al final de esta obra para descubrirlas. Fiaos de mí: ningún plato de pasta es más importante que vuestra salud.

Alimentos lentos

Los alimentos lentos son casi todo lo comestible que queda una vez eliminados los alimentos rápidos: es decir, la mayor parte de la comida de la que nos nutrimos. Entre ellos, podemos incluir sobre todo las verduras, ya sean crudas o cocidas (muchas son voluminosas y mejor que sea así, porque gracias a su elevada cantidad de fibra actúan como auténticas «deshollinadoras» del tubo digestivo); la única verdura que no es lenta es la berenjena, que es neutra. También son lentos todos los cereales (es decir, la pasta, el pan, el arroz, la pizza, las patatas y el maíz), las proteínas animales y vegetales (así, la carne, el pescado, el queso, los huevos, las legumbres, el tofu y el seitán) y las nueces, avellanas, almendras, castañas, pistachos y cacahuetes.

Alimentos neutros

Se consideran «neutros», o lo que es lo mismo, pueden combinarse tanto con alimentos lentos como con alimentos rápidos, ya que aceleran el tránsito intestinal: el aceite y el vinagre, el ajo, la cebolla, la chalota, todas las hierbas aromáticas, todas las especias (salvo el curry y el pimentón) y la berenjena, única verdura no lenta. También son neutros el vino tinto, la leche de vaca, el azúcar, el té negro y el té blanco tipo *bancha*, el café (siempre que sea 100 % arábica, ya que si es muy fuerte nos estropeará el hígado) y el chocolate (negro, ¡no con leche! Escoged un chocolate que lleve al menos un 70 % de cacao).

No hay truco, no hay engaño

Hace unos dos mil quinientos años vivía en Grecia un señor del que tal vez hayáis oído hablar. Se llamaba Hipócrates, ¿sabéis a quién me refiero? Era un hombre como tantos otros, salvo por un pequeño detalle: fue el padre fundador de la medicina moderna. Pues bien, este señor explicaba ya hace miles de años un principio que todo terapeuta del bienestar debe siempre tener presente: «Antes de intentar sanar a alguien, pregúntale si está dispuesto a renunciar a aquello que lo ha hecho enfermar».

Y es por ello que, llegados a este punto, debo preguntaros: ¿estáis preparados para descubrir conmigo cuáles son los puntos débiles de vuestra alimentación y a corregirlos? Porque a lo largo de este viaje tal vez advirtáis que debéis evitar algunos hábitos a los cuales quizá seáis particularmente aficionados. No hablo de grandes sacrificios: solo de pecadillos de gula que deberéis dejar de cometer. Si estáis dispuestos, obtendréis un beneficio concreto y duradero en salud y belleza. No deberéis renunciar a nada: seguiréis comiendo lo que habéis comido siempre, solo que elaborando las comidas de otra forma.

El método Adamski no es una dieta estacional, un régimen «milagroso» o una corriente filosófica. Es una higiene alimentaria equilibrada y caracterizada por el respeto completo: el respeto al cuerpo, a la mente y al ambiente que nos rodea.

Los errores habituales

¿Cuáles son, entonces, las asociaciones más comunes de alimentos lentos y rápidos que, sin darnos cuenta, repetimos a diario? Bastaría echar una ojeada a las categorías descritas anteriormente para hacerse una idea de las combinaciones que es mejor evitar. Pero, para dejarlo claro, y para que comencéis a comprender cómo se razona *à la Adamski*, a continuación encontraréis una breve relación de platos que ralentizan excesivamente el tránsito intestinal.

Pasta con tomate. Uno de los platos aparentemente más inocuos, símbolo de la dieta mediterránea, y ejemplo palmario de la combinación que debemos evitar entre alimentos lentos (como la pasta) y alimentos rápidos (como el tomate). Por tanto, siempre será mejor condimentar la pasta con un sabroso aceite de oliva virgen extra y unas saludables verduras a la parrilla: cereales y fibra se deslizarán felices por el tubo digestivo como un niño por el tobogán de un parque acuático.

Macarrones *all'arrabbiata.* Plato típico de Roma, replica la asociación entre alimentos rápidos y lentos de la pasta y el tomate, añadiéndole un tercer elemento perjudicial: ¡la guindilla!

Pizza Margarita. La pizza y la mozzarella se llevan muy bien. ¡Es el tomate quien estropea la fiesta! Menos mal que la pizza siempre está buena, aunque no lo lleve.

Pollo al curry. Condimentar el pollo con curry significa combinar la carne (alimento lento) con una especia derivada de la pimienta (alimento rápido). ¡Error!

Tomate y mozzarella. La llamada «ensalada caprese» junta tomate (alimento rápido) y mozzarella (alimento lento). Sería mucho mejor idea acompañar la mozzarella con aceite y verduras y posponer el tomate para la hora de la merienda.

Melón con jamón. Es una de las combinaciones más conocidas de la comida mediterránea, un entrante típico; pero junta proteínas animales (alimento lento) con fruta (alimento rápido). ¡No es la mejor manera de comenzar una comida!

Arroz o pasta a la calabaza. Los cereales son un alimento lento, y la calabaza (como el tomate, el pimiento o la guindilla), un alimento rápido. ¡No vale!

Pescado con limón. ¿Cuántas veces habéis visto un plato de pescado —a la parrilla, frito, asado, en papillote— acompañado de un gajo de limón fresco? Es una costumbre muy común consumir el pescado solo después de haberlo rociado de zumo de limón. Pero además de que así cubrimos y falseamos sabores con frecuencia delicados, el limón es una fruta, y por tanto un alimento rápido; combinado con el pescado, que por el contrario es un alimento lento, provoca incómodas obstrucciones intestinales.

Verduras salteadas picantes. No hay nada mejor que un buen plato de verduras para limpiar el tubo digestivo. Pero, para beneficiarnos plenamente del poder desatascador del aceite de oliva, es mejor consumirlas crudas; y, sobre todo, mucho mejor no rehogarlas con guindilla. La guindilla es un alimento rápido; las verduras, en cambio, son un alimento lento.

Queso con pera. Un refrán popular dice: «Mejor si la gente no se entera lo bueno que está el queso con pera». Bueno, añadiría yo, mejor que no se entere tampoco de lo mal que le va a venir al trasero. El queso es un alimento lento; las peras, un alimento rápido. Así que espero que la gente del refrán se encuentre cerca de un baño.

Tarta de fruta o con mermelada de fruta. La pastelería es en Italia algo comparable al arte, y comprende tal infinidad de recetas que podréis sin problema deleitaros con dulces que no combinen harina, mantequilla, huevos (todos ellos alimentos lentos) y fruta o mermelada de fruta (alimentos rápidos).

¡Y así podríamos seguir hasta cansarnos! La lista de platos que combinan alimentos lentos y alimentos rápidos es casi infinita. Pero prefiero que seáis vosotros quienes, llegados a este punto, evaluéis vuestro menú diario y os preguntéis de qué está compuesto y cómo podríais modificarlo para salir al encuentro de las necesidades de vuestro intestino. No obstante, aunque debamos seguir las enseñanzas de Hipócrates, de vez en cuando también es agradable dejarse inspirar por Oscar Wilde: «¡La única manera de librarse de una tentación es caer en ella!». No penséis que voy a pediros que renunciéis para siempre a la pizza con tomate. Si de vez en cuando os apetece, ¡caed en la tentación de una Margarita! Lo importante es que seáis conscientes de lo que sucede en vuestro intestino si asociáis alimentos lentos y alimentos rápidos: así que, si tenéis ganas de equivocaros, ¡hacedlo sin miedo! Pero sin exagerar, y previendo y limitando el perjuicio de esta mala combinación con un buen trago preventivo de aceite de oliva virgen extra: de esta forma, el tubo digestivo acabará menos fatigado de la obstrucción creada por la mala combinación, y esa tarea «extraordinaria» le resultará más sencilla. O también podéis utilizar las cápsulas de lubricante antes y después del error cometido.

La importancia de la manipulación

Como ya habréis podido comprender por los testimonios de mis pacientes, los efectos del método Adamski comienzan a resultar evidentes a los pocos días de haber iniciado su aplicación. Pero vuelvo a repetir: ¡no es una terapia milagrosa! Es necesario seguir una correcta higiene alimentaria durante un cierto periodo de tiempo para poder obtener resultados concretos y duraderos. Después de entre ocho y doce meses siguiendo el método Adamski habréis puesto las bases para liberaros para siempre de los trastornos funcionales que os afligen. Hinchazón de barriga, estreñimiento, colitis, hemorroides, fisuras anales, regurgitaciones y ardores serán solo un mal recuerdo.

Lubricad el tubo digestivo, limitad vuestra exposición a ondas electromagnéticas, escoged agua de bajo residuo fijo y combinad correctamente los alimentos. Así, estos podrán descender a lo largo del tubo libremente y ser absorbidos de forma correcta.

A esta teoría de resultados ya comprobados he asociado también una práctica manual específica para desbloquear el tubo digestivo, que puede combinarse con un ciclo de reflexoterapia: la he llamado «el desbloqueo del duodeno». Ya llevo treinta años realizándosela a mis pacientes y enseñándosela a terapeutas del bienestar, que a su vez se la practican a sus pacientes con óptimos resultados.

¿Cómo funciona? Sabed que el tubo digestivo realiza, en el interior del abdomen, numerosas curvas de 90°. Esta particular conformación crea un obstáculo adicional al desprendimiento y la eliminación de los depósitos que recubren cual azulejos las paredes internas del órgano. Y es aquí donde yo intervengo: como si fuera un fontanero, extiendo las curvas del tubo hasta darles una apertura de 180°. Esta maniobra me permite desprender de un solo golpe diversas capas de «azulejos», que pueden así fluir hacia abajo sin encontrar otros obstáculos. De media, basta con repetir esta maniobra una vez cada dos semanas durante tres meses para liberar el tubo digestivo de la mayor parte de los depósitos.

La tabla de los alimentos

A continuación, os propongo una práctica tabla para reconocer al vuelo los alimentos lentos, rápidos y neutros, y organizar con facilidad vuestra alimentación en función del método Adamski.

Recordad: mezclar alimentos rápidos (que suelen ser ácidos) con lentos hace que la digestión dure de dieciocho a veinticuatro horas, y activa una larga fermentación que provoca incrustaciones en el interior del intestino. Estos depósitos no son detectados por las habituales gastroscopias, y tienden a crecer y a engordar con el paso del tiempo, impidiendo cada vez más una correcta asimilación de los nutrientes de la comida y la necesaria expulsión de los residuos nocivos para el organismo. El resultado es una incidencia bastante más alta de molestias y enfermedades.

ALIMENTOS RÁPIDOS	Se digieren en un intervalo de tiempo que va de los treinta minutos a las dos horas. Toda la fruta (también la confitada, pasa o desecada), zumos de fruta, yogur, miel, tomate, pimiento, guindilla, calabaza, curry, pimentón, limón, plátano, té verde, mermelada (salvo la de castañas), bebidas gaseosas como los refrescos o la Coca-Cola.
ALIMENTOS NEUTROS	Agilizan el tránsito tanto de los alimentos rápidos como de los lentos. Aceite, vinagre, cebollas, chalotas, hierbas, especias, azúcar, café, té, chocolate fundido, vino tinto, leche de vaca, berenjena, ajo, alcaparras, cerveza, perejil, albahaca, pimienta, mostaza, malta de arroz.
ALIMENTOS LENTOS	Se digieren en un intervalo de tiempo que va de las cuatro a las cinco horas. Toda la verdura (incluido el aguacate), las proteínas animales (como la carne, el pescado, el queso, los huevos), proteínas vegetales (como las lentejas, los garbanzos y las judías), soja, tofu, seitán, castañas, cereales (y, por tanto, también la pasta, el pan, el arroz, la pizza, las leches de cereales), patatas, maíz, nueces, avellanas, almendras, pistachos y aceitunas.

Unas pequeñas recomendaciones

- ¡No exageréis con la soja! Las enzimas que intervienen en su digestión aún no están muy desarrollados en nuestro organismo de occidentales.

- Consumid con moderación el seitán: está compuesto principalmente de gluten y si lo ingerís en exceso, puede sentaros mal.

- Evitad el aceite de palma, presente en tantos productos (incluso en los bio) y el aceite de parafina, a menudo sugerido como laxante.

- No comáis fruta por la noche o antes de mediodía; si deseáis realizar un desayuno a base de alimentos rápidos, tomad un yogur con miel.

- Si os apetecen dulces, elegid siempre aquellos que no lleven mermelada, fruta o miel; de esta forma, evitaréis consumir alimentos rápidos y lentos juntos.

- Prestad atención a que el agua que utilizáis para cocinar o para aplacar la sed no presente un residuo fijo superior a cuarenta miligramos por litro. En cualquier caso, intentad siempre utilizar jarras con filtro.

- No consumáis demasiadas bebidas gaseosas como la cerveza.

- Escoged siempre harina, pan, pasta y arroz integrales antes que los blancos.

- Aunque ambos sean alimentos neutros, no mezcléis la leche de vaca con el café: la cafeína impide la correcta digestión de la leche. En todo caso, manchad la leche con el café de cebada, o utilizad la leche de arroz o de avena en lugar de la de vaca.

- Comenzad siempre la comida por los alimentos crudos (como las ensaladas), y pasad solo después a los alimentos cocinados.
- Evitad el azúcar blanco y el azúcar de caña refinada; y la misma recomendación sirve para la fructosa.
- No consumáis con demasiada frecuencia leche y quesos: cuando lo hagáis, escoged quesos y leche bio (pero esta hervidla antes de consumirla).
- Tomate, soja, patatas, maíz y fresas son organismos modificados genéticamente desde hace más de veinte años; si es posible, usad solo productos bio.

Recordad siempre

- Una comida lenta debe consumirse siempre al menos cinco horas después de un desayuno lento. ¿Un buen ejemplo de comida lenta? Un plato de pasta con brócoli (pero sin guindilla) y una ensalada mixta de atún (pero sin tomate ni limón).
- Una merienda rápida debe consumirse siempre cinco horas después de una comida lenta. ¡En las recetas presentes al final del libro encontraréis muchísimos ejemplos para vuestro descanso vespertino!
- Una cena lenta debe consumirse al menos una hora y media después de una merienda rápida. ¿Un

ejemplo de cena lenta? Una sabrosa *crêpe* de garbanzos acompañada de verduras en láminas, y un batido de almendra de postre.

Si queréis, podéis sustituir una comida lenta por una rápida, y lo mismo podéis hacer con la cena.

Distinguir la realidad de la leyenda

¿Lo «detox» es solo una moda?

Durante mucho tiempo la mayoría de las dietas nos han prometido, además de que sin duda adelgazaríamos, corregir las patologías más comunes que reflejan de forma evidente los análisis de sangre: diabetes, colesterol alto, hipertensión, arterioesclerosis. Sin embargo, hoy empieza a arraigar una tendencia distinta, «empujada» por las estrategias de marketing más agresivas: ahora todas las dietas prevén la utilización de integradores alimentarios, plantas, minerales, tisanas..., cuyo objetivo declarado es realizar una acción «detox».

Lo «detox» se ha convertido así en la última tendencia *fashion* de la dietología: no se habla más que de depuración, de ayuno y de toxinas que deben eliminarse. Haced la prueba y preguntad entre vuestros conocidos cuántos beben cada mañana, antes del desayuno, un vaso de agua tibia con limón. Descubriréis que lo hacen muchos más de los que creéis;

y que lo hacen porque están convencidos de que esto les ayuda a depurarse y a preparar el estómago y el intestino para su jornada de «trabajo». De hecho, según la literatura médica «popular», el limón limpia el hígado, estimula una correcta función intestinal y vuelve la piel radiante. Todos ellos hechos incontestables, si los consideramos uno por uno: en efecto, el limón es rico en vitaminas, sales minerales y antioxidantes preciadísimos. Pero antes de creer todo aquello que se dice sería mejor considerar un par de cosas:

1) Ninguno de los alimentos considerados «milagrosos», y por tanto tampoco el limón, pueden realizar sus milagros en el interior del intestino mientras el tubo digestivo siga estando tan obstruido que impida un tránsito correcto. Si las sustancias beneficiosas de un alimento no pueden llegar a la sangre porque la única vía para hacerlo (los «agujeros» presentes en la pared del tubo) se encuentra bloqueada, entonces acabarán en el único lugar donde con seguridad no podrán beneficiar a nadie: el váter.

2) Beber agua con limón antes del desayuno significa solo una cosa: que después de haber ingerido un alimento rápido (el limón) lo acompañaréis con una comida lenta (leche, galletas, bizcocho). Comenzaréis, por tanto, el día con el más banal de los errores; y en vez de favorecer la función intes-

tinal, la estaréis obstaculizando desde primera hora de la mañana.

Desintoxicaros de aquello que os hace estar mal es una práctica fundamental, pero no existe un alimento capaz de lograr algo así. La depuración es obra exclusiva del tubo digestivo: solo este podrá liberaros de las toxinas que os envenenan, ¡nunca un limón! Si ponéis el tubo digestivo en condiciones de funcionar adoptando una correcta higiene alimentaria, no tendréis ninguna necesidad de dietas milagrosas: será el propio intestino quien desintoxique el organismo, simplemente desarrollando su tarea de la mejor forma posible. El método Adamski se basa precisamente en este principio: la primera herramienta para curarse es la prevención, y esta pasa sobre todo por un intestino sano.

Pero ¡qué ayuno!

La necesidad de depurarse se advierte de un modo tan fuerte en el mundo occidental que quienes sostienen el «detox a toda costa» se han lanzado a proponerle al mundo una dieta desintoxicante tras otra, cada vez más fantasiosa que la anterior. De las *monodiets* (es decir, regímenes de duración breve basados en el consumo de un único alimento principal) a ayunos improvisados pensados para «liberar al organismo de las toxinas que lo envenenan», las revistas y páginas web de bienestar están abarrotadas de dietas y truquillos de último minuto para ponerse en forma. Es una lástima que ninguna de ellas se preocupe, antes de nada, del estado del tubo digestivo.

Tomemos el ayuno, por ejemplo. De buenas a primeras, dejáis de ingerir cualquier tipo de alimento durante veinticuatro horas, porque alguien os ha dicho que esa es la mejor manera de comenzar una dieta después de los desenfrenos navideños. ¿Qué ocurre? Pues lo que sucede es que el intestino se encuentra en una situación jamás vista: un larguísimo tiempo de vacío (al menos el doble del tiempo de un intervalo normal entre dos comidas) durante el cual el tubo digestivo (¡viva!) trabaja para liberarse de los depósitos que lo obstruyen. Sin embargo, por desgracia, estos depósitos son tan grandes que dañan los vasos colectores que encuentran en su descenso hacia la salida. ¿Y qué sucede entonces? Que estos depósitos acaban por salir en forma de piedrecitas del hígado y los riñones. ¡Son los famosos cólicos biliares y cólicos renales! Y creedme, hacen mucho daño.

¿Por qué someteros a este suplicio cuando os basta comer fruta una vez al día y lubricar diariamente el tubo para liberar los depósitos intestinales y expulsarlos con la caca, de forma natural y sin dolor? Antes de comenzar cualquier dieta, ya esté de moda o no, valorad el estado de atasco del tubo digestivo. El ayuno puede venirle bien a un monje tibetano, que pasa sus horas sentado sobre la nieve observando el sol y cantando «ohmmmm», porque probablemente su tubo digestivo ya se encuentre limpio. Pero un ciudadano normal, estresado por la vida y el trabajo, que come pasta con salsa y fruta en la misma comida, con certeza no tendrá un tubo digestivo liberado; por este motivo, haríais mejor en ir poco a poco y limpiar el intestino con una alimentación adecuada ¡antes de lanzaros a una huelga de hambre!

Amad vuestro hígado

Estas dietas improvisadas no debilitan solo el intestino, también ponen en peligro otro órgano fundamental para la salud: ¡el hígado!

Como ya hemos dicho, las sustancias que conforman los alimentos pasan del intestino a la sangre gracias al tránsito horizontal. Después de este paso, sin embargo, sucede un fenómeno que desafía la fuerza de la gravedad: la sangre vuelve a salir hacia el hígado a través de un tronco venoso: la vena porta. ¿Cómo es posible que suceda esto? ¡Gracias al hígado-esponja, por supuesto! Exactamente como si fuera una esponja, el hígado se expande para absorber la sangre de la vena porta; después de lo cual la filtra, la limpia y con otro «golpe de esponja», es decir, con una contracción, la lanza hacia los pulmones, que a su vez la oxigenan antes de enviarla por todo el cuerpo.

Está claro, por tanto, que del estado del hígado dependen tanto una buena limpieza del intestino como una correcta propulsión de la sangre.

Cuando el hígado se encuentra atascado (por ejemplo, si está sucio o excesivamente drenado por demasiadas dietas agresivas «detox»), no es capaz de absorber de forma eficaz la sangre de la vena porta; esto provoca una congestión venosa cuyo efecto visible más común son las hemorroides.

O un hígado que se encontrara en dificultades podría no lograr contraerse lo suficiente para impulsar la sangre hacia arriba después de haberla limpiado; ¿y qué le sucede a la cabeza cuando le falta oxigenación? Pues que la cabeza, estrangulada por esa garra de hierro, te duele muchísimo. Os habrá estallado una buena migraña, y solo podréis tumbaros en la oscuridad o... ¡comenzar a adoptar el método Adamski!

Los errores de las dietas más comunes

La dieta sin carbohidratos

Las dietas que prometen hacernos adelgazar «sin» esto o «sin» aquello son para echarse a reír. ¿Por qué iba a venirnos bien privarnos de sustancias beneficiosas presentes en la naturaleza? Los carbohidratos son fundamentales para nuestra salud, exactamente igual que las proteínas, las vitaminas o las sales minerales. Excluirlas de la dieta podrá asegurarnos un adelgazamiento rápido, pero sin duda no duradero; y además someterá a nuestro organismo a desequilibrios repentinos y muy dañinos.

Los carbohidratos forman parte de nuestra alimentación desde la noche de los tiempos: eliminarlos es un error, y quien diga lo contrario no sabe de lo que habla. Más bien es necesario consumirlos con moderación —pero esta es una regla que sirve para todo, ¿no?— y saber cómo asociarlos en el contexto de nuestra alimentación diaria.

Entre los carbohidratos más «demonizados» están los azúcares de las frutas. Muchas dietas prohíben su consumo, y esto, dejad que os lo diga, ¡es absurdo!

Los motivos para comer fruta a diario son infinitos: en primer lugar, porque, además de contener azúcar, la fruta es una auténtica mina de antioxidantes fundamentales para combatir el envejecimiento prematuro y para prevenir numerosas enfermedades, desde un banal resfriado a un tumor. Segundo (pero no menos importante), porque antes incluso de ser absorbidas por la sangre a través del tubo digestivo las sustancias que la componen la convierten en un auténtico laxante natural. ¡La fruta actúa como un desatascador! Quien no la come con regularidad nunca irá regularmente al baño.

El único principio que debe tenerse en cuenta cuando se consuma es aquel en el que se basa mi método: comedla al menos cuatro horas después de una comida lenta, o acabaréis por ralentizar el tránsito intestinal.

Y si lo que queréis es limitar el azúcar, la solución es muy sencilla: elegid fruta de bajo índice glucémico, como las fresas, los arándanos, las frambuesas o disfrutad de una buena merienda salada a base de tomate, pimiento o calabaza.

La dieta del pH

Conocida también como dieta alcalina o dieta ácido-base, la dieta del pH se basa en la convicción de que determinados alimentos —principalmente aquellos clasificados como «ácidos»— alteran el pH de la sangre a favor de la acidez, acabando por favorecer la aparición de muchas patologías crónicas. Se trata, por tanto, de un régimen que pretende cambiar el pH de la sangre volviéndolo básico. El problema sustancial de este tipo de dieta (y común a la mayoría de las dietas en circulación) es, en mi opinión, que concentra toda la atención sobre aquello que comemos en lugar de sobre aquello que expulsamos. El método Adamski, por el contrario, apuesta por liberar el organismo a través de las heces, la orina y la sudoración, concentrándose así en las salidas más que en las entradas y proponiendo un cambio de perspectiva fundamental: yo no os digo qué comer o qué no comer. Lo que os sugiero es cómo y cuándo comer determinados alimentos para obtener el máximo beneficio y permitirle a la máquina extraordinaria que es vuestro cuerpo que funcione a la perfección.

Los resultados obtenidos en mis pacientes hablan claro: aquel que presentase al comienzo del tratamiento un pH de la orina básico ha logrado, en tan solo dos meses, transformarlo en ácido. Esto se debe a que el método Adamski permite eliminar los depósitos básicos de los riñones a través del pis; esto hace, por ejemplo, que la arenilla que atasca las articulaciones sea literalmente expulsada, conjurando así el peligro de artrosis.

Lo importante, en resumen, no es cambiar el pH de la sangre que transporta los desechos, sino poner en condiciones de funcionar mejor a los órganos destinados a la eliminación de los desechos, sobre todo el intestino y los riñones. Y esto es exactamente lo que os propongo con mi método.

A propósito de los riñones

Otra leyenda muy difundida en el campo de la dietología cuenta que la desintoxicación pasa por el consumo de al menos dos litros de agua diarios. Reconocedlo: lo habéis oído repetir con tanta frecuencia y tanta convicción que ni siquiera se os ha pasado por la cabeza discutirlo. Y, sin embargo, la verdad es otra: para garantizarnos el bienestar no es necesario beber dos litros de agua diarios. Por el contrario, sí es necesario seguir una dieta... ¡que permita a los riñones eliminar dos litros! ¿Qué sentido tiene beber tanta agua para expulsar las toxinas si los riñones —es decir, los órganos encargados de la depuración— no funcionan de un modo eficaz y, por tanto, son incapaces de deshacerse de todo ese exceso de líquido responsable de edemas, celulitis e hinchazón en las piernas, los tobillos, los pies o incluso el rostro o las manos?

Por eso, una vez más, la cuestión no es cuántos litros de agua hay que beber al día. Lo primero que se debe hacer es poner el cuerpo en las condiciones adecuadas para que se pueda beneficiar del agua que bebe. Una vez hecho esto, el organismo podrá eliminar correctamente las toxinas a través de la orina, que adquirirá de forma natural un tono más oscuro.

A propósito del agua

No todas las aguas son iguales: algunas, como las de bajo residuo fijo, son más saludables que otras. Pero ¿qué se entiende por «residuo fijo»? Con residuo fijo nos referimos, sencillamente, a la cantidad de minerales inorgánicos presentes en el agua: sustancias, por tanto, que no se disuelven en el interior del organismo, sino que tienden a unirse y a depositarse en la grasa subcutánea, creando no pocos problemas.

Al no ser capaz de procesar estos minerales, el organismo intenta deshacerse de ellos de forma natural depositándolos en la grasa cutánea, a fin de poderlos expulsar a través de la sudoración, un instrumento fisiológico preciosísimo no solo para la termorregulación, sino también para la depuración. Pero es necesario tener presente que hoy en día se suda mucho menos que en el pasado; y por eso el residuo fijo contenido en el agua que bebemos acaba por depositarse en la grasa subcutánea. Esto aumenta la retención de líquidos y favorece la tan odiada celulitis, además de generar en los vasos sanguíneos las peligrosas placas arterioescleróticas responsables de hipertensiones, trombosis e infartos.

Exactamente del mismo modo que se acumula la cal en el desagüe de la lavadora perjudicando día a día su funcionamiento, las aguas de residuo fijo desgastan el organismo, y hacen que cada vez sea más vulnerable a las enfermedades. Por este motivo, a mis pacientes les sugiero beber agua poco mineralizada, con un residuo fijo inferior a los cuarenta miligramos por litro (¡cuanto más bajo, mejor!), que aumenta la diuresis y facilita la eliminación del ácido úrico y de los productos de desecho del organismo.

Para facilitaros lo más posible hacer la compra, he decidido incluir en este método una tabla que os será útil para comer no solo correctamente, sino también según las estaciones. De esta forma, sabréis mes a mes qué pone la naturaleza a disposición de vuestras comidas rápidas y lentas.

ALIMENTOS LENTOS O NEUTROS DE TEMPORADA

Para tomar en la comida, en la cena o incluso en el desayuno en forma de zumo o batido.

Enero	acelga, acelga suiza, achicoria, achicoria roja, alcachofa, apio, berro, berza, cardo, cebolla, col, coliflor, endibia, escarola, espinaca, hinojo, lechuga, nabo, patata, puerro, *puntarelle*, remolacha, trufa, zanahoria; almendra, avellana, cacahuete, castaña, nuez, pistacho seco
Febrero	acelga, achicoria, alcachofa, apio, berza, cebolla, coliflor, endibia, escarola, espinaca, hinojo, lechuga, nabo, patata, perejil, puerro, *puntarelle*, zanahoria; almendra, avellana, cacahuete, castaña, nuez, pistacho seco
Marzo	acedera, acelga suiza, achicoria roja, alcachofa, apio, barrilla, berza, escarola, espinaca, hinojo, lechuga, nabo, patata, puerro, romero, salvia, zanahoria; almendra, avellana, cacahuete, castaña, nuez, pistacho seco
Abril	achicoria, alcachofa, apio, barrilla, berza, brócoli, calabacín, cebollino, endibia, escarola, espárrago, espinaca, guisante, haba, hinojo, judía, lechuga, patata nueva, puerro, rábano, zanahoria
Mayo	acelga, acelga suiza, alcachofa, apio, barrilla, berza, calabacín, cebolla, coliflor, espárrago, espinaca, guisante, haba, hinojo, judía, patata nueva, pepino, puerro, rábano, ruibarbo, zanahoria
Junio	acelga suiza, berenjena, berza, calabacín, cebolla, coliflor, espárrago, espinaca, flor de calabaza, guisante, haba, hinojo, judía, lechuga, nabo, patata, pepino, puerro, rábano, remolacha, seta, zanahoria
Julio	acelga suiza, berenjena, calabacín, cebolla, espinaca, flor de calabaza, guisante, haba, judía, lechuga, patata, pepino, puerro, remolacha, zanahoria

Agosto	acelga suiza, apio, berenjena, calabacín, cebolla, espinaca, flor de calabaza, guisante, judía, lechuga, patata, pepino, remolacha, zanahoria
Septiembre	achicoria, apio, berenjena, calabacín, col, espinaca, judía, lechuga, nabo, patata, pepino, zanahoria; nuez
Octubre	achicoria roja, apio, berenjena, cardo, cebolla, coliflor, espinaca, hinojo, judía, nabo, patata, puerro, *puntarelle,* remolacha, seta, trufa, zanahoria; avellana, castaña, nuez
Noviembre	aceituna, acelga suiza, achicoria, achicoria roja, aguacate, alcachofa, apio, calabacín, cardo, cebollino, col de Bruselas, coliflor, endibia, espinaca, hinojo, judía, lenteja, nabo, boniato, puerro, *puntarelle,* remolacha, seta, trufa, zanahoria; castaña
Diciembre	acelga suiza, achicoria, achicoria trevisana, alcachofa, apio, cardo, cebolla, col de Bruselas, coliflor, endibia, escarola, espinaca, hinojo, lechuga, nabo, boniato, puerro, *puntarelle,* remolacha, seta, trufa, tupinambo, zanahoria; almendra, avellana, cacahuete, castaña, nuez, pistacho seco

ALIMENTOS RÁPIDOS O NEUTROS DE TEMPORADA

Para tomar durante la tarde, como merienda distanciada de las comidas o en sustitución de la comida o de la cena.

Enero	calabaza, caqui, clementina, fruta exótica, limón, mandarina, manzana, naranja, pera, plátano, pomelo
Febrero	calabaza, cebolla, mandarina, manzana, naranja, pera, perejil, plátano, pomelo
Marzo	manzana, naranja, pera, plátano, pomelo, romero, salvia
Abril	cebolleta, manzana, níspero, pera, plátano, pomelo
Mayo	cereza, ciruela, frambuesa, fresa, níspero, pera, pimiento, plátano, pomelo, tomate
Junio	albaricoque, cereza, ciruela, frambuesa, fresa, guinda, higo, níspero, pera, pimiento, tomate
Julio	albaricoque, arándano, cereza, ciruela, fresa, fresita silvestre, guinda, higo, melocotón, melón, pera, pimiento, sandía, tomate
Agosto	albaricoque, arándano, calabaza, cebolla, cereza, ciruela, frambuesa, fresita silvestre, grosella, higo, melocotón, melón, mora, pimiento, sandía, tomate
Septiembre	arándano, berenjena, calabaza, ciruela, frambuesa, granada, higo, melocotón, mora, pera, pimiento, tomate, uva
Octubre	berenjena, calabaza, caqui, cidra, clementina, granada, limón, manzana, pera, uva
Noviembre	calabaza, caqui, cebollino, cidra, clementina, manzana, naranja, pera, piña, plátano, pomelo
Diciembre	calabaza, caqui, dátil, mandarina, manzana, naranja, pera, piña, plátano, pomelo

El segundo cerebro

Un sistema nervioso..., ¡distinto!

Llegados a este punto no me cabe duda: estoy seguro de haberos convencido. Limpiar el tubo digestivo y mantenerlo libre es lo más importante que existe para prevenir y curar una infinita variedad de molestias, malestares, trastornos y enfermedades. Pero aquellos de vosotros que necesitéis más pruebas de su absoluta importancia, simplemente seguid leyendo: quedaréis asombrados. Porque, además de proporcionar al organismo todo lo saludable que son capaces de ofrecerle los alimentos, y de eliminar de forma impecable aquello que, por el contrario, lo daña, el tubo digestivo alberga una red de entre cien y doscientos millones de neuronas y realiza, gracias a la flora bacteriana, el 70 % de las funciones del sistema inmunitario. ¿Qué significa esto? Pues esto quiere decir que el intestino es la sede de un auténtico sistema nervioso, el sistema nervioso entérico (SNE), constituido por los nervios periféricos que controlan las funciones viscerales.

El sistema nervioso entérico es parte del sistema nervioso central (SNC): cerebro e intestino, en pocas palabras, se comunican. Esta comunicación se produce a través de dos vías: la sanguínea (a través de las paredes intestinales) y la nerviosa (por medio del nervio vago, un nervio craneal que parte del tronco encefálico y termina en el abdomen). Gracias a esta peculiar conformación, el sistema nervioso entérico, aun siendo parte del sistema nervioso periférico, que depende del sistema nervioso central, no está obligado a seguir necesariamente las órdenes que recibe del cerebro: por el contrario, en algunos casos, puede procesar los datos que captan sus propios receptores y reaccionar de forma autónoma. Planteando una hipótesis extrema, el sistema nervioso entérico seguiría funcionando aunque se encontrara privado de su conexión «directa» con el sistema nervioso central, el nervio vago: porque seguiría siendo capaz, de todas formas, de coordinar las fases de la digestión. En resumen, ¡es como un «segundo cerebro»!

De la panza sale la danza

El sistema nervioso entérico ejerce el control sobre todos los movimientos del intestino: ayuda al tubo digestivo a procesar la comida, a dirigirla hacia abajo, regulando por tanto todas las fases relacionadas con la digestión. Además, colabora con el sistema inmunitario para proteger el organismo de los daños de una infinidad de virus y bacterias malignas provenientes del exterior: sabe cuándo «provocar» una diarrea al contraer una infección y cómo comunicarle al cerebro que ¡ha llegado el momento de vomitar! El «segundo cerebro» garantiza, en resumen, la correcta absorción de los alimentos y la protección adecuada respecto a los agentes patógenos. Pero no se limita solo a esto: también desempeña un papel determinante en la percepción del bienestar físico y mental.

El sistema nervioso presente en el intestino produce, de hecho, muchas de las hormonas y de los neurotransmisores que se encuentran en el cerebro: en primer lugar, la serotonina. Seguro que ya habréis oído hablar de ella: es la famosa «hormona de la felicidad», cuya menor o mayor producción influye de manera directa en la regulación del humor y del sueño. El intestino produce serotonina por dos motivos: ante todo, para estimular la peristalsis, es decir, la contracción natural del estómago y de los intestinos gracias a la cual las paredes del tubo digestivo «empujan hacia abajo» la caca; en segundo lugar, para enviar señales al cerebro (como «¡qué bien, ya estoy lleno!» o «¡qué hambre tengo!»). Un tubo digestivo obstruido y desgastado produce un exceso de serotonina que a largo plazo insensibiliza los receptores nerviosos, bloquea los movimientos peristálticos y provoca estreñimiento. La inflamación resultante activa una enzima que destruye la serotonina, con un impacto desastroso sobre el humor que incluso puede conducir a episodios de depresión.

En resumen, todos sabemos que las tensiones y la ansiedad pueden provocar trastornos gastrointestinales: ¿Cuántas veces, hablando del estrés al que nos encontramos continuamente sometidos, hemos repetido: «A este paso me va a salir una úlcera»? Pues bien, también es cierto lo contrario: con frecuencia es precisamente un tubo digestivo en mal estado la causa desencadenante del mal humor.

Todo pasa por el tubo

No obstante, algunos estudios recientes parecen demostrar que las «responsabilidades» de un intestino infeliz pueden condicionar nuestra salud incluso más profundamente, hasta el punto de volverlo cómplice de enfermedades importantes, como el alzhéimer o el párkinson.

Una investigación llevada a cabo por Heiko Braak, de la Universidad de Fráncfort, ha demostrado en efecto cómo las alteraciones patológicas características de estas dos enfermedades neurodegenerativas pueden originarse precisamente en el sistema nervioso entérico.

Tomemos una de las alteraciones fundamentales del párkinson, la formación en el interior de las células cerebrales de acumulaciones tóxicas de proteínas denominadas «cuerpos de Lewy»: en algunos casos, estos corpúsculos se manifiestan en el interior de las células del sistema nervioso entérico incluso antes de hacerlo en el sistema nervioso central. Esto ha llevado a pensar que el tubo digestivo podría ser el canal a través del cual determinadas sustancias patógenas presentes en el ambiente logran, tras superar la mucosa intestinal y viajar a lo largo del nervio vago, alcanzar el cerebro. Y lo mismo valdría para las placas amiloides características del alzhéimer: en algunos casos, estas formaciones extracelulares afectan al tubo digestivo antes de llegar al cerebro.

También por esto es fundamental garantizarle al tubo digestivo una higiene diaria constante mediante el método Adamski: un intestino libre de desechos equivale a un cerebro sano en un cuerpo sano... ¡Y preparado para ser feliz!

Las vías de la prevención

La alimentación: el primer instrumento contra el cáncer

Ya lo he contado en mi primer libro, *La revolución alimentaria,* y lo repito ahora: una alimentación adecuada es el primer e insustituible instrumento de prevención del cáncer. Como nunca deberíamos renunciar a alimentos capaces de suministrarnos sustancias preciosas para la salud, he decidido prepararos una breve lista de aquellos que no deben faltar en la dieta de nadie que desee vivir muchos años y en forma, pero ¡sin renunciar al sabor!

La fruta

Una cruzada reciente y muy perjudicial de los «talibanes» de las dietas aterroriza a los consumidores con respecto al consumo de fruta. En su opinión, la fruta es el mal: tan rica en azúcares que puede provocar shocks hiperglucémicos y favorecer la diabetes, debería consumirse lo menos posible si no eliminarse por completo.

Esto es, y no tengo miedo a ser rebatido, una herejía. La fruta es una mina de antioxidantes y antitumorales fundamentales para la prevención del envejecimiento prematuro y de las enfermedades más peligrosas que pueden afligir al organismo: quien se priva de ella renuncia a una fuente de polifenoles fundamentales para la prevención del cáncer. Quien tema pasarse con el azúcar puede optar por la fruta de bajo índice glucémico, como las frutas del bosque. ¡Pero hacedlo siempre intentando consumir muchos cítricos! Naranjas, limones, pomelos y mandarinas, además de tomates y guindillas, están entre los alimentos con mayor poder anticancerígeno existentes: no solo contienen muchísima vitamina C, sino que rebosan sustancias fitoquímicas de acción antiinflamatoria y capaces de prevenir el desarrollo de las células tumorales.

El tomate

Aquí está, el gran protagonista del método Adamski: ¡el tomate! Tomadlo a una distancia adecuada de las comidas lentas y no solo agilizaréis el tránsito intestinal, sino que haréis una buena provisión de licopenos, los carotenos de mayor impacto en la prevención de los tumores. Entre los alimentos existentes en la naturaleza, el tomate es el que representa la mayor concentración, así que ¡comed mucho tomate, sobre todo cocinado! Y es que las altas temperaturas rompen las células del fruto, permitiendo una mejor extracción de los licopenos y facilitando su absorción por parte del organismo.

El ajo

Ajo, cebolla, chalota y cebollino vuelven vuestra salsa de tomate más nutritiva y sabrosa y fortalecen vuestro tubo digestivo: las sustancias fitoquímicas presentes en estos alimentos, especialmente si se consumen frescos, son capaces de prevenir la aparición de tumores vinculados al aparato digestivo.

Brócoli y col

Entre las verduras, el brócoli y la col son aquellas que presentan unas propiedades antitumorales más pronunciadas. En particular, resultarían eficaces en la prevención del cáncer de vejiga, pecho, pulmón y sistema gastrointestinal. Así que vía libre a las sopas y menestras, poniendo sin embargo atención a preferir el brócoli y la col «de kilómetro cero» respecto a los importados.

Las nueces

Las nueces (como también las almendras, las semillas de lino, la caballa y el salmón) están entre los alimentos más ricos, sin duda, en omega 3, las llamadas grasas «buenas» esenciales para la salud del organismo porque son capaces de combatir el colesterol «malo» o LDL (lipoproteínas de baja intensidad, en inglés). ¿El resultado? Quien las consuma regularmente se asegura una óptima protección respecto a enfermedades cardiovasculares, inflamaciones y riesgo de padecer cáncer. No obstante, una recomendación: ¡alejaos de los pescados de piscifactoría!

El vino tinto

No hay motivo para renunciar a una copa de buen vino, ¡especialmente si es tinto! El vino tinto contiene infinidad de antioxidantes y compuestos beneficiosos, entre los cuales está el resveratrol, una sustancia producida por las plantas para defenderse de los ataques de microorganismos y que, según estudios recientes, desarrollaría una potente acción antioxidante y antitumoral. Pero no superéis la cantidad de una copa de vino por comida (si sois hombres) o al día (si sois mujeres), y sobre todo no busquéis el mismo efecto en el vino blanco: el resveratrol se concentra sobre todo en la piel de las uvas y por eso solo en el vino tinto está presente en una cantidad suficiente para asegurar un efecto beneficioso.

El chocolate negro

Casi parece que los manjares más sabrosos se retaran en una competición para ver cuál es el más saludable. ¿Sabéis que una onza de chocolate negro contiene el doble de polifenoles que una copa de vino tinto? Siempre que uno no se exceda en la cantidad, el cacao amargo es un alimento obligado en toda dieta saludable y destinada a la prevención del cáncer: ¡bastan veinte gramos al día para estar bien! Sin embargo, ojo: estas propiedades no se «extienden» al chocolate con leche.

El té verde

Las perfumadas hojas del té verde no solo son portadoras de aroma y sabor, sino que también le suponen al organismo una auténtica «bomba» de catequinas, polifenoles de intensa acción antitumoral. Entre las infinitas variedades del té verde, en este sentido son preferibles las japonesas, que se caracterizan por su elevado contenido en epigalocatequina, la más eficaz en la prevención del cáncer. No obstante, debe tenerse cuidado con el tiempo de preparación de la infusión: dejar las hojas en agua caliente durante menos de cinco minutos permite extraer solo el 20 % de las catequinas que el té verde pone a nuestra disposición. Lo ideal es dejarlas reposar entre ocho y diez minutos, y después consumirlo, como indica el método Adamski, con una comida rápida: de esta forma disfrutaréis al máximo de sus efectos y en el modo más respetuoso posible para vuestro tubo digestivo.

La cúrcuma

Esta especia típicamente india debe su acción antitumoral a las mismas sustancias que le otorgan su característico color amarillento, los curcuminoides. Como al asociarse a la piperina de la pimienta, los curcuminoides son absorbidos por el organismo hasta mil veces más, os basta mezclar zumo de cúrcuma con un poco de aceite de oliva y espolvorearlo todo con una pizca de pimienta para obtener una óptima bebida de efecto anticancerígeno y anticolesterol.

La soja

¿Quién de vosotros no se ha dado nunca un buen atracón de edamame? Pues bien, estas deliciosas vainas de soja no solo son irresistibles al paladar, sino que también están repletas de isoflavonas, moléculas capaces de preservar algunos tejidos —especialmente los de la próstata y de los senos— del desarrollo de tumores. Consumida regularmente, además, ¡la soja es capaz de derribar entre el 10 y el 15 % de los niveles de colesterol «malo»! Una sola recomendación: elegid siempre la soja biológica a la procedente de cultivos extensivos, y así evitaréis el consumo de organismos genéticamente modificados.

El silicio orgánico

El silicio orgánico es una sustancia capaz de combatir los radicales libres responsables del envejecimiento precoz y de muchas enfermedades, además de una preciada fuente de sales minerales y de oligoelementos que nuestro cuerpo deja de producir una vez cumplidos los veinte años. Por este motivo ¡es importante consumirlo cuando somos adultos! Apropiado tanto para uso externo como interno, previene la osteoporosis debida a la menopausia y es una óptima ayuda para reforzar la piel y el cabello. Pero yo lo aconsejo sobre todo para otorgarles un nuevo vigor a las paredes del tubo digestivo y ayudar al tránsito intestinal.

La importancia de la agricultura biodinámica

Ya gocen de una comprobada acción antitumoral o no, los alimentos que introduzcáis en vuestra dieta deberán respetar siempre los niveles de calidad que solo la agricultura biodinámica puede asegurar. El método biodinámico, hoy aplicado en todo el mundo, encuentra su base teórica en la llamada «antroposofía» de Rudolf Steiner, un filósofo austriaco que a finales del siglo XIX imaginó un tipo de agricultura que se distanciaba de los métodos de cultivo dañinos para el ser humano y el medioambiente; un nuevo modo de relacionarse con la naturaleza, que ponía en primer lugar la salud de la tierra además del mantenimiento y del continuo aumento de su fertilidad.

Pero la agricultura biodinámica no se limita a no utilizar pesticidas, abonos químicos y organismos genéticamente modificados: promueve la vitalidad y la fertilidad del terreno mediante modalidades específicas de cultivo que tienen en cuenta el efecto de las influencias cósmicas sobre la Tierra que determinan la «dinamización» de los alimentos. En este sentido, resulta fundamental el calendario de las semillas, resultado de veinte años de estudio de Maria Thun, una investigadora alemana, que se basa en que toda planta desarrolla principalmente una de las partes que la componen (raíz, hojas, flores y frutos) en función de la posición de la luna en el momento de la siembra.

Quien vende productos derivados de la agricultura biodinámica —Demeter, por ejemplo— ofrece al consumidor una calidad incluso superior a la de la agricultura biológica. Y lo bueno es que biodinámico hay de todo: fruta, verdura, yogur, vino..., ¡y hasta ropa!

Todos los colores de la salud

Hace aproximadamente diez años participé en un proyecto destinado a suministrar fruta fresca envasada a una cadena de supermercados del norte de Italia, y descubrí que debía investigar un poco. El objetivo era ofrecer a la clientela fruta fresca y batida en porciones cómodas y saludables. Aunque aquel proyecto nunca llegó a buen puerto, no puedo decir que mi trabajo se haya desperdiciado. De hecho, fue precisamente seleccionando la fruta más adecuada para las mezclas antienvejecimiento, antiestrés y diuréticas como realicé un descubrimiento asombroso: ¡a cada acción específica de una categoría de fruta le corresponde un color!

Las frutas más eficaces para prevenir las enfermedades y combatir el envejecimiento prematuro gracias a la presencia en ellas de polifenoles son, en general, de color **violáceo**.

Las más adecuadas para relajarse son, por el contrario, ricas en potasio y a menudo de color **amarillo**.

Rojos son los frutos que deben consumirse para eliminar el estancamiento del sistema venoso y linfático, lo que hacen estimulando los riñones.

Ahora que sabéis qué color debéis buscar para obtener «el efecto deseado», podéis lanzaros a la preparación de batidos tan frescos como beneficiosos. Tan solo tendréis que echarle un ojo a las recetas que aparecen al final de este libro para encontrar muchas irresistibles para la indispensable comida rápida diaria.

La cocción: peligros y ventajas

Desde hace algún tiempo se ha comenzado a prestar atención —afortunadamente, diréis— a los efectos de la cocción sobre los alimentos o, mejor dicho, a los efectos que los alimentos cocinados de diversas formas pueden tener sobre nuestro organismo. Tracemos juntos un breve panorama de las diversas cocciones a las que recurrimos con más frecuencia.

Antes de nada, las cazuelas adecuadas

El mercado se encuentra literalmente inundado de una infinita variedad de cazuelas y sartenes pensadas para las cocciones más diversas. ¡Pero no todas son buenas para la salud! Lo ideal es utilizar cazuelas de acero 18/10 o hierro de fundición, materiales que permiten una conducción lenta del calor, y por tanto evitan choques térmicos nocivos para los alimentos.

Sea cual sea vuestra elección, poned atención en evitar las cazuelas antiadherentes de teflón: es un material que con el desgaste tiende a desprenderse y a mezclarse con la comida que ingerís. Hoy se utiliza prácticamente en todas partes: en las gafas, en las lentes de contacto y... ¡hasta en la ropa deportiva! Le regalé un par de guantes de *surf* a mi hijo por Navidad, y después de llevarlos puestos durante unos minutos, empezaron a hinchársele y picarle las manos. ¿Adivináis por qué? ¡Estaban hechos de teflón!

Los fritos

Reconocedlo: os apasionan los fritos. Sin embargo, es una lástima que sea una pasión a la que acompaña un constante sentimiento de culpa, ¿verdad? En efecto, estáis acostumbrados a oír decir que los fritos sientan mal, engordan y provocan granos. «¡Qué injusticia! —repetís una y otra vez—. ¿Por qué tiene que sentarme mal todo lo rico?».

Sin embargo, en mi opinión, lo rico solo sienta mal ¡cuando está mal hecho! Una fritura mal hecha es la peor manera de destruir todas las propiedades beneficiosas de un alimento e incluso una capaz de producir otras malas. Pero ¿por qué la hacemos mal? Es muy sencillo: basta con calentar demasiado el aceite, y peor aún si se trata de uno inapropiado para altas temperaturas. Por ejemplo, tanto el aceite de girasol como el de maíz pierden su parte activa si los calentáis a fuego demasiado fuerte o durante demasiado tiempo; y los alimentos ricos en carbohidratos, cuando se fríen a temperaturas demasiado altas, producen una sustancia altamente cancerígena llamada acrilamida. Un caso evidente lo representan las patatas fritas de comida rápida: cocinadas a una temperatura altísima, con frecuencia en aceite ya usado muchas veces, son de lo más nocivo que se ofrece en restauración. Mucho mejor una fritura doméstica, con aceite «nuevo» y a un punto de ahumado alto como el de los cacahuetes.

Del mismo modo, no os aconsejo picar todos esos *snacks* tan extendidos en las grandes superficies —como copos o palomitas de maíz, cereales, patatas de bolsa...— que exigen temperaturas elevadas. Y lo mismo vale de modo especial para los cereales: este tipo de cocción altera las moléculas y las convierte en indigeribles. Si debéis abasteceros en una gran superficie, ¡escoged los cereales de avena!

Para saber qué temperatura es mejor no superar con los diversos tipos de aceite, aquí os dejo una tabla que podéis seguir:

Aceite de maíz, de nueces, de sésamo, de soja o de girasol	**140°-160°**
Aceite de oliva	**210°**
Aceite de cacahuete	**220°**

La barbacoa

Las parrilladas son con frecuencia un momento de fiesta, un modo de disfrutar en alegre compañía de los amigos. Pero pocos saben lo fundamental que es escoger la barbacoa adecuada para hacer la comida a la parrilla más digerible y, sobre todo, menos peligrosa para la salud.

En efecto, con una barbacoa horizontal la grasa de la carne cae sobre las brasas, lo que provoca que el humo emitido se encuentre cargado de hidrocarburos aromáticos policíclicos (PAH), sustancias altamente cancerígenas de las que la comida termina por impregnarse. Cuando esto sucede, siempre es recomendable eliminar la parte carbonizada de la carne antes de comerla, a fin de reducir lo máximo posible los daños provocados por la cocción.

Mucho mejores son, por el contrario, los resultados obtenidos con una barbacoa vertical, como el típico brasero sudamericano o el utilizado para preparar el kebab turco. Con la barbacoa vertical la grasa gotea sin caer directamente sobre la fuente de calor, y sin provocar por tanto humos dañinos para la salud.

El microondas

Lo diré alto y claro: no existen cocciones saludables que contemplen el uso del microondas.

El horno microondas es perjudicial tanto para los alimentos que en él se introducen como para quien lo utiliza: esto se debe a que bombardea los alimentos con ondas electromagnéticas que modifican irreparablemente sus moléculas, reduciendo su digeribilidad. Muchos estudios han demostrado, por ejemplo, que el microondas tiene un efecto particularmente dañino sobre las proteínas de leche de vaca. Es mejor calentar la leche sobre un fuego tradicional: será menos práctico, pero sin duda más seguro.

Además, el microondas se ha revelado también bastante nocivo para el medioambiente: basta pensar que en Estados Unidos el manual de instrucciones de estos aparatos aconseja claramente colocarlos en el garaje, es decir, lo más lejos posible de las personas. Evitad estar parados en un radio de cinco metros respecto al microondas o, peor aún, de escoger en el área de servicio el taburete más cercano a la zona para calentar los platos: no haréis más que someteros a un bombardeo electromagnético desencadenado por el ignorante parroquiano que ha decidido calentar durante siete minutos su plato de pasta con tomate, ¡quizá incluso sin programar bien el horno!

Los ahumados

Entre las primeras reglas que hay que seguir para prevenir el cáncer de colon-recto está la de limitar al máximo el consumo de alimentos ricos en conservantes, desecados y ahumados, como las salchichas o los embutidos. Sin embargo, existe un sistema para reducir los daños provocados a estos alimentos al ahumarlos: una cocción de apenas tres minutos al vapor ayuda a «limpiarlos» de los efectos nocivos de este tipo de tratamiento.

Hervidos

Hervir los alimentos durante demasiado tiempo reduce notablemente la valencia de los oligoelementos que estos contienen. ¡Mucho mejor «escaldarlos» rápido! Las verduras permanecerán más firmes, sabrosas y saludables. Prestad atención, en cualquier caso, a la calidad del agua utilizada para hervir: evitad la del grifo (con frecuencia caracterizada por un residuo fijo altísimo) o refinadla antes de usarla ayudándoos de una jarra con filtro.

Una suave cocción al vapor

No existe mejor método de cocción para mantener inalterados los principios activos de los alimentos que la de vapor. Cocidos a una temperatura «suave» (es decir, no superior a 95°), los preciados oligoelementos de la comida permanecerán prácticamente intactos. La cazuela más adaptada a este objetivo es la llamada *couscoussière,* sobre todo la compuesta por un cajón inferior, en el cual se verterá el agua, y un cestillo superior destinado a los alimentos y caracterizado por una base agujereada a través de la cual pasa el vapor. El cestillo está a su vez cubierto de una tapa abombada y bastante ligera que se levantará sola cuando el vapor, demasiado denso, tenga necesidad de salir.

Pero ¿cómo funciona este tipo de cocción? Es muy sencillo: el agua hierve y se transforma en vapor, que pasa a través de los agujeros del cestillo y cuece los alimentos. En su viaje hacia lo alto, el vapor libera además a los alimentos de sus toxinas, aprisionándolas y transportándolas hacia la tapa. En ese momento, el vapor se vuelve a transformar en agua y, diréis, cae sobre la comida de donde viene. Pero ¡no! Porque la *couscoussière* tiene una tapa abombada, que permite a las gotitas caer de forma lateral y volver al cajón inferior de la cazuela. Probad a echar un vistazo al agua al término de la cocción: estará turbia por las grasas y la suciedad que el vapor ha logrado extraer de la comida. Existe una cazuela francesa que con frecuencia aconsejo adquirir a mis pacientes y que, siguiendo uno de los más importantes principios de la antroposofía steineriana aplicada a la agricultura, somete a los alimentos a un mecanismo de dinamización.

¿Qué podría haber mejor? La cocción suave exime al tubo digestivo del trabajo «sucio» que es la eliminación y lo expone al riesgo de atascamiento mucho menos que ninguna otra: ¡sigue a la perfección el espíritu Adamski!

Aprender a comer, aprender a vivir

Con mi método sugiero los principios básicos para favorecer el funcionamiento del tubo digestivo. Para lograr este objetivo, seguir una alimentación correcta es muy útil, pero no suficiente: la salud es un objetivo que debe alcanzarse adoptando un estilo de vida sano y consciente, que no acabe en la elección de lo que ponemos sobre la mesa y de cómo lo consumimos, sino que se extienda también a los pequeños hábitos de cada día.

Los perjuicios de la contaminación electromagnética

En mi larga experiencia como terapeuta de la salud he tenido la oportunidad de constatar, observando a mis pacientes, cómo la contaminación causada por las fuentes artificiales de ondas electromagnéticas puede no solo obstaculizar el buen funcionamiento del tubo digestivo, sino exponernos al peligro de contraer las enfermedades más graves.

Ya hace diez años que me dedico a medir (con un detector apropiado) la contaminación causada en los hogares y en las calles por los omnipresentes repetidores telefónicos, móviles, hornos microondas y alarmas antirrobo responsables de ondas electromagnéticas de una potencia a veces superior a los límites permitidos. Y puedo aseguraros que, a medida que pasa el tiempo, los problemas de salud provocados por este bombardeo invisible no hacen sino aumentar y diversificarse: los casos de hipotiroidismo, leucemia infantil y cáncer continúan multiplicándose. Y las ondas, por desgracia, están por todas partes a nuestro alrededor: en casa, en la calle, en el trabajo. Basta con pensar que cada persona dispone de al menos un móvil que utiliza compulsivamente. ¿Tenéis presente lo que he dicho sobre los hornos microondas? Pues los móviles son como hornos microondas..., que llevamos constantemente pegados al cerebro.

Cómo protegerse

Al igual que todos los peligros, también el causado por la contaminación electromagnética debe conocerse y afrontarse: limitar los daños es posible, además de algo que debemos hacer en beneficio de todos. Solo debéis tener en mente algunas sencillas indicaciones:

- Recordad que los niños y los adolescentes son aún más vulnerables a las radiaciones que los adultos. No colocaríais nunca a vuestros hijos delante de un tubo de escape; ¿por qué, entonces, deberíais someterlos a cualquier otro tipo de contaminación? Evitad darles móviles o tabletas antes de que tengan quince años: ¡es por su salud!
- Limitad cuanto podáis el número y la duración de las llamadas, y usad siempre los auriculares en lugar de llevar el móvil pegado a la oreja. Pero, sobre todo, intentad llamar siempre en condiciones de cobertura óptima. El DAS (es decir, el índice relativo a la cantidad de ondas emitidas por un aparato) ¡puede doblarse o incluso cuadriplicarse cuando la cobertura es débil!
- Al menos de noche, tened el teléfono lejos de donde dormís; ya esté apagado o encendido, emana radiaciones de todas formas. Evitad exponeros a este riesgo también durante las horas del sueño.
- Y, naturalmente, seguid el método Adamski: un intestino activo y feliz es la principal y más importante autodefensa de los ataques externos.

Entrenarse con suavidad

Combinar correctamente los alimentos como propone el método Adamski es el mejor modo para liberar un intestino atascado; y permitir al intestino funcionar al máximo de sus posibilidades es la mejor manera de retrasar el envejecimiento que, después de los treinta y cinco años, se manifiesta inexorable.

Porque cuando la piel pierde su tonicidad, el metabolismo se ralentiza y las primeras molestias se hacen sentir, es inútil desesperarse. Es mucho mejor, en cambio, poner el cuerpo en condiciones de defenderse de lo que nos acelera el declive, acompañando una correcta higiene alimentaria del ejercicio físico adecuado. ¡Nada será tan capaz de retrasar el envejecimiento y prolongar la vida como esta perfecta combinación!

Los ejercicios de gimnasia en el suelo, el cardiofitness, la danza, la natación o caminar rápido son todas actividades útiles para mantenerse en forma, sin duda. Pero existen otras que unen la acción *proaging* a la solución de problemas específicos relacionados con la postura y la espalda, y gracias a las cuales, sobre todo, el cuerpo y la mente trabajan como una única entidad.

Por ejemplo, el **bikram yoga** es particularmente interesante para quien ha superado los cincuenta años y desea dedicarse al yoga sin sobrecargar los ligamentos: de hecho, se practica a una temperatura de 40º, que relaja los tejidos y los hace menos vulnerables a desgarros y distensiones.

También el **pilates** es un modo óptimo para mantenerse en forma sin forzar las articulaciones. Quien lo practica realiza ejercicios (ya sea en el suelo de forma libre o utilizando pequeños instrumentos) que mejoran el equilibrio postural, potencian la musculatura y fortalecen un apoyo adecuado a la columna vertebral.

Pero es con los métodos **Gyrotonic®** y **Gyrokinesis®** como he notado la mejor eficacia para la recuperación de una espalda maltrecha. Estas disciplinas, ideadas a partir de los principios clave de la danza, la natación y el yoga, consisten en la ejecución de movimientos complejos del modo más fluido y armónico posible, con resultados sorprendentes en la resolución de cervicalgias, lumbalgias y hernias discales.

Un par de consejos: los tratamientos domésticos que ayudan al tubo digestivo

Los beneficios del frío

Para reactivar la circulación de las extremidades inferiores y del abdomen os aconsejo inspiraros en el principio básico del método Kneipp, es decir, la alternancia de agua fría y templada: basta recurrir a las bolsitas de gel habitualmente utilizadas para mantener fríos los alimentos en una neverita. Metedla en el congelador durante media hora, después colocáosla por dentro de la ropa interior a la altura del periné. Sin duda, os costará un pequeño escalofrío, pero valdrá la pena: ¡os sentiréis inmediatamente más activos y ligeros!

El frío también puede ser muy beneficioso para la vista. Existe una máscara fabricada para poder introducirse en el congelador y que, una vez fría, se apoya sobre los ojos cerrados. ¡El frío intenso provoca un mayor flujo de sangre en el aparato visual!

Cambia la perspectiva con una tabla de inversión

La tabla de inversión sirve para liberar los discos intervertebrales —es decir, esos cojinetes «amortiguadores» presentes entre las vértebras— de la excesiva presión a la que con frecuencia están sometidos. Personalmente, la utilizo lo máximo posible. Mirar el mundo boca abajo durante algunos minutos al día os ayuda a descongestionar el abdomen y a liberar todos los órganos internos de la presión a la que están constantemente sometidos. Esto los pone en condiciones de desprenderse más fácilmente de los residuos y las toxinas que los atascan. ¡Le echa una buena mano al tubo digestivo!

La importancia del primer cerebro

Podemos respetar, limpiar, favorecer cuanto podamos nuestro segundo cerebro: nos agradecerá el respeto que le tributamos regalándonos bienestar cotidiano y volviéndonos más fuertes y resistentes al estrés, al cansancio y a las enfermedades. Pero el comportamiento del tubo digestivo seguirá siendo siempre independiente de nuestra voluntad: lo único que podemos hacer es ponerlo en condiciones de funcionar lo mejor posible. Por lo demás, pensará siempre y en cualquier caso por sí mismo.

Muy distinto es, en cambio, lo relativo al primer cerebro. Ese podemos gestionarlo, calmarlo, dirigirlo, aprendiendo a pensar en positivo, practicando la meditación y aplicando técnicas de visualización positiva.

¡Adiós al miedo!

Con frecuencia prestar una atención exagerada a los peligros que nos rodean nos lleva a vivir en la ansiedad de estar mal. Esperar los resultados de los análisis, tener miedo a las enfermedades infecciosas, o un pánico desencadenado por el boca a boca salvaje que dispara cada nueva alergia o intolerancia «descubierta» por estudios cada vez más precisos y eficientes nos llevan a vivir en la paranoia. ¡Es como enfermar del miedo a enfermar!

La serenidad es la condición fundamental para la salud, y para lograrla resultan de gran ayuda las técnicas de visualización positiva. Lo que os aconsejo es preferir siempre una aproximación constructiva a las cosas, incluso en las pequeñas acciones cotidianas. No infravaloréis nunca el poder de un pensamiento positivo. Para ello, tened siempre en mente los trabajos del doctor Masaru Emoto, el científico japonés que ha demostrado la capacidad del agua de reaccionar a estímulos externos como las palabras, fragmentos musicales o incluso estados de ánimo. Si un pensamiento positivo es capaz de modificar la estructura del agua, ¿cómo podría no condicionar también la salud del cuerpo humano?

Dejad que os ponga un ejemplo banal: entráis en un bar y queréis estar seguros de ir a recibir exactamente lo que pedís. ¿Cómo hacéis? Seguramente no diréis: «No quiero té, no quiero un café cortado con leche de vaca, no quiero un café de cebada en taza grande». Más bien diréis claramente y en voz alta: «Quiero un café solo en taza caliente». ¡Y eso os servirán! Del mismo modo, cada día debéis desear con todas vuestras fuerzas una salud perfecta..., ¡y no decir ni pensar ni temer estar enfermos!

Es bueno estar pendiente de qué se come, pero vivir en la constante preocupación de equivocarse puede haceros más daño que un café de más. El método Adamski es una práctica liberadora: mi deseo es que salgáis del baño más libres y felices que cuando entrasteis. ¿Cómo pensáis que vais a relajar el intestino si pasáis el día con el ceño fruncido, siempre perdidos en mil ansiedades? Si queréis disfrutar de una salud perfecta, primero debéis visualizarla.

¿Y sabéis qué dicen al respecto los *mental coachs*? Que es mucho más fácil visualizar una salud perfecta a partir de un estado de normalidad que de uno de enfermedad. Un motivo más para seguir la primera regla de una buena salud: la prevención.

Preguntas frecuentes

He aquí alguna de las cuestiones que me plantean con más frecuencia mis pacientes. Pero, en caso de cualquier duda o para estar siempre informado de mis novedades, ¡seguid la página de Facebook Adamski-Method.net!

¿Puedo combinar la carne o el pescado con un poco de zumo de limón?
Si no deseáis unir alimentos lentos y rápidos, ¡no! El limón pertenece a los alimentos ácidos (y por tanto rápidos) y carga el intestino si va acompañado de alimentos no ácidos (y por tanto lentos), como la carne, el pescado o la verdura. Ojo a los usos que hagáis del limón con los alimentos lentos: ¡incluso utilizarlo para limpiar las alcachofas puede volver estas indigestas! Mejor usar vinagre.

¿Por qué el *cappuccino* «se me queda en el estómago»?
Antes de pensar que tienes intolerancia a la leche porque no logras digerir el *cappuccino*, considera algo importante: para digerir la leche hace falta la enzima lactasa, contenida en la leche fresca y pasteurizada. Pero

esta enzima queda destruida por la cafeína, la teína y las altas temperaturas utilizadas para la leche UHT. Quizá se deba a esto que después de haber bebido un *cappuccino* te sientas pesado: tal vez la cafeína contenida en el café te impida digerirlo, o puede que hayas ido bebiendo la leche durante una conversación larga. Prueba a beber la leche sola (pero siempre fresca o pasteurizada), o si te gusta mucho el *cappuccino,* prepáralo con leche de soja, de arroz o de avellana.

La mayor parte de las alergias o de las intolerancias a la leche no se deben en realidad a la leche fresca o pasteurizada, sino a la UHT, que en realidad ni siquiera es leche. Antes de pregonar que tienes alergia, ten en cuenta la situación de tu tubo digestivo: un gran depósito intestinal en contacto con la leche o con productos derivados de esta puede desencadenar reacciones también fuertes, que sin embargo no tienen nada que ver con las alergias o las intolerancias, sino solo con el estado de tu intestino.

¿Es cierto que el glutamato sienta mal?

El glutamato es un aditivo presente en muchísimos productos a la venta, desde embutidos hasta pasta rellena, desde salsas hasta conservas o *snacks,* y el ingrediente básico de las pastillas de caldo. Ya está tan extendido que cada vez más personas se vuelven intolerantes. El incremento de casos de enfermedades neurológicas como el párkinson, el alzhéimer o la demencia senil se ha puesto en relación con un aumento en el consumo de glutamato. ¡Os aconsejo a todos que consumáis tan solo productos que no lo contengan!

La pastilla de caldo vegetal ¿es alimento rápido o lento?

¡Depende de la composición! Lee los ingredientes: si la pastilla que deseas comprar contiene también tomate, pimiento, calabaza o guindilla, eso significa que combina alimentos rápidos y lentos, y por tanto debe evitarse.

Para liberar el tubo, ¿debo beber agua de pH básico?

No al inicio del tratamiento, sería contraproducente y te arriesgarías a cólicos renales. Empieza siempre bebiendo agua de pH ácido y, después de algunos meses, auméntalo de forma progresiva de modo que los depósitos que «obstruyan» el tubo se despeguen suavemente y logren descender a través de él sin irritar ni dañar las paredes del intestino, que mientras tanto se habrá ensanchado gracias al tratamiento. Respeta siempre el estado del tubo: es el *leitmotiv* del método Adamski.

¿Puede sentarme mal una taza de té verde?

¡No, por favor! El té verde es una bebida óptima. Pero, comoquiera que es asimilable a los alimentos rápidos, puede resultar un poco demasiado agresiva para el tubo digestivo si la bebes por la mañana. A la hora del desayuno, escoge mejor té negro y disfruta del té verde por la tarde, con un poco de fruta.

¿Todos los tipos de yogur son alimentos rápidos?

Por lo general, sí. Pero lee siempre los ingredientes: si contienen espesantes, como la harina de algarroba, asocian alimentos lentos y rápidos y se convierten en una bomba para el tubo digestivo.

El helado ¿es un alimento rápido o lento?

El helado de fruta mezcla alimentos rápidos (como la fruta) y lentos (como la nata o la harina). Pero uno que no sea de fruta es un alimento lento por completo. Además, ojo a los barquillos: al ser lentos, van bien con los helados lentos. Los helados de fruta es mejor tomarlos en tarrina.

Paso todo el día fuera de casa y a veces es complicado tomar una merienda rápida. ¿Puedo limitarme a dos comidas lentas: la comida y la cena? ¿Me vendrá mal saltarme la comida rápida?

Te sugiero una alternativa. ¿Por qué no sustituyes la cena lenta por una rápida?

Las pipas de calabaza, girasol, lino, sésamo... ¿son lentas o rápidas?

¡Todas las semillas son lentas! Por este motivo, con frecuencia uno se siente hinchado después de haber comido uvas: la piel es un alimento rápido, pero las pepitas son lentas, y cuando ambas van juntas fermentan de manera molesta en el tubo digestivo. El problema se resuelve separando la piel de las pepitas, o bebiendo zumo de uva (no el de licuadora), que separa la pulpa de lo que se descarta.

¿El maíz es lento o rápido?
El maíz es lento. Y también, naturalmente, su harina.

¿Y la leche de avena?
También la leche de avena es un alimento lento, por esto está especialmente recomendado para el desayuno.

¿Y el boniato?
¡También es lento!

El sirope de arce ¿es lento o rápido?
El sirope de arce es rápido, al igual que la miel.

¿Y la leche de soja?
La leche de soja es lenta, como la legumbre de la que se obtiene.

¿Cómo hago con las infusiones?
Las infusiones pueden ser lentas o rápidas según su composición. Las de hinojo, hierbaluisa, camomila,

anís verde y comino son neutras. En cambio, las de tomillo, fumaria y bardana son un poquito más agresivas y deben consumirse por tanto con la fruta, como también, naturalmente, las de cereza, limón, pomelo o naranja.

Las bayas de goji ¿deben considerarse frutos secos, y por tanto lentos?
Las bayas de goji no son frutos secos, sino frutas deshidratadas. Por tanto, son un alimento rápido.

¿Y las bayas de acai?
Las bayas de acai están emparentadas con los arándanos. Son fruta a todos los efectos. Por tanto, son un alimento rápido.

¿Por qué la fruta hace que se me hinche la barriga?
La hinchazón es el síntoma más común de la fermentación desencadenada por ciertos tipos de fruta o verdura en un tubo digestivo atascado. El uso de semillas germinadas durante una comida lenta ayuda al descenso de los alimentos a lo largo del tubo.

¿Puedo comer chicles de menta durante el día?
Sí, pero recuerda siempre que cada vez que ingerimos comida, esta debe seguir a lo largo del tubo digestivo. ¿Qué sentido tiene cansarlo para nada? En general, sería mejor no picar nada entre horas.

El perejil y el romero ¿son lentos o rápidos?
Ni una cosa ni otra. ¡Son neutros! Pueden acompañar a alimentos tanto rápidos como lentos.

¿Y el regaliz?
También el regaliz es neutro, puede asociarse indiferentemente a comidas rápidas o lentas.

¿Puedo añadir alcaparras al pescado en papillote?
¡Claro! Las alcaparras son neutras, puedes comerlas tanto con el pescado, que es lento, como con alimentos rápidos.

¿Cómo hago con ciertos derivados particulares de la fruta, como el *limoncello* o las cortezas de cítricos?
El *limoncello* es un alimento rápido, y por tanto debe consumirse con otros alimentos rápidos: es decir, al contrario de lo que se cree, no se recomienda beberlo después de una comida lenta. También las cortezas de cítricos son alimentos rápidos, y por tanto es preferible no añadirlas a las ensaladas ni comerlas en el interior de dulces.

Lo he entendido: no está bien combinar alimentos rápidos y lentos, pero ¿puedo tomar algún tentempié al día, a condición de que este sea solo rápido o lento?
Como regla general, recordad siempre consumir los alimentos rápidos cuatro o cinco horas después de

los lentos y estos al menos una hora y media después de los rápidos. Dicho esto, te sugiero no picar demasiado entre horas, porque eso significa tener el tubo digestivo constantemente ocupado en digerir, impidiéndole esos intervalos de «vacío» necesarios para reposar y depurarse.

Las recetas

El método llevado a la práctica: un día cualquiera

Tres propuestas para tus desayunos lentos

- Zumo de zanahoria y apio, un par de tostadas integrales.
- Zumo de zanahoria, apio y pepino, enriquecido con jengibre y aceite de oliva virgen extra, un café largo de cebada, salmón o sardinas.
- Zumo de zanahoria, apio, pepino, puerro y remolacha con aceite de oliva virgen extra, acompañado de una crepe de garbanzos, una tortilla únicamente de clara o un trocito de tofu.

Un ejemplo de desayuno rápido

- Un buen vaso de yogur y un café.

Dos propuestas para una comida lenta, cinco horas después del desayuno:

- Pasta con brócoli (pero ¡no le añadáis guindilla!)
- Una rica ensalada de atún (naturalmente sin tomate ni limón)

Para una **merienda rápida** podéis tomar una cualquiera de las recetas contenidas en las próximas páginas. ¡Encontraréis con qué despacharos a gusto! Os recomiendo que la consumáis cinco horas después de la comida lenta.

Una sugerencia para una apetitosa cena lenta, al menos una hora y media después de la merienda rápida:

- Una crepe de garbanzos con verduras laminadas y un batido de almendra como postre.

Recordad que la comida o la cena lentas pueden sustituirse cuando queráis por una comida rápida. Lo importante es respetar siempre las dos reglas básicas: una comida rápida debe consumirse al menos cinco horas después de una lenta; una lenta debe tomarse al menos una hora y media después de una rápida.

Recetas sabrosas para comidas rápidas

TOMATES MÁGICOS

Ingredientes:
2 tomates maduros, 2 rodajas de limón, hojas de albahaca, aceite de oliva virgen extra, orégano y sal al gusto.

Elaboración:
Pelad los tomates, quitadles la parte superior y extraed las semillas internas. Apoyad una rodaja de limón sobre cada tomate y conservadlos en la nevera durante al menos una hora. Al momento de servir los tomates, aromatizadlos con orégano, espolvoread la sal y aliñadlos con un chorrito de aceite.

BERENJENAS AL YOGUR

Ingredientes para 4 personas:
800 g de berenjenas, 1 pimiento, 150 g de yogur, 1 diente de ajo, aceite de oliva virgen extra, comino, pimentón, perejil, sal y pimienta al gusto.

Elaboración:
Pelad las berenjenas y cortadlas en daditos, cortad el pimiento en cuadraditos y reservad. Laminad el ajo y sofreíd-

lo en 4 cucharadas de aceite. Añadid media cucharadita de comino, las berenjenas, el pimiento y aderezadlo todo. En ese momento, agregad el yogur, mezcladlo, añadid el perejil picado, corregid la sal y la pimienta, cubrid con una tapa y coced a fuego bajísimo durante 30 minutos. Aliñadlo con un pellizco de pimentón y servidlo caliente.

ENSALADA OTOÑAL

Ingredientes:
500 g de tomate, 1 manzana Granny Smith, el zumo de ½ lima, 2 cucharaditas de vainilla en polvo, 3 cucharadas de aceite de oliva virgen extra.

Elaboración:
Mezclad con cuidado el aceite, la vainilla en polvo y el zumo de lima; después dejad reposar la mezcla durante al menos 3 o 4 horas. Cortad en trocitos el tomate y la manzana, vertedlos en una ensaladera, rociadlos con la mezcla de aceite, vainilla y lima y mezcladlo bien antes de servir.

PURÉ DE PIMIENTOS ROJOS

Ingredientes:

200 g de pimientos rojos, 3 cucharaditas de vainilla en polvo, tapioca en tubérculo, 2 cucharadas de miel líquida, el zumo de 1 lima.

Elaboración:

Quitad las semillas de los pimientos y cortad estos en trocitos; después, cocedlos en una cazuela de hierro fundido sin añadir grasas. Una vez completada la cocción, pasadla a una licuadora y añadidle la miel, la vainilla y el zumo de lima antes de batirlo todo bien. Meted la mezcla en la nevera. Coced al horno o al vapor los tubérculos de tapioca, emplatadlos y rociadlos con el puré de pimientos antes de servir.

CREMA DE CALABAZA CON CIRUELAS

Ingredientes:

500 g de calabaza, 1 cebolla, 120 g de ciruelas deshuesadas, 800 ml de caldo vegetal, el zumo y la corteza rallada de 1 lima, 1 trocito de jengibre, 2 cucharadas de aceite vegetal, sal y cayena al gusto.

Elaboración:

Cortad la calabaza en daditos, después de lo cual pelad y laminad la cebolla y el trocito de jengibre. Calentad el aceite en una sartén amplia, verted la calabaza, la cebolla y el jengibre y cocinadlo brevemente. En ese momento, añadid el caldo vegetal, cubridlo con una tapa y dejadlo cocer entre 25 y 30 minutos, o hasta que las verduras estén blandas. Batid la mezcla y volved a echarla en la sartén; espolvoread con sal y cayena, añadid las ciruelas, el zumo y la corteza de lima y calentad brevemente. Batid de nuevo hasta obtener una crema densa, y servid.

SOPA DE TOMATE

Ingredientes para 6 personas:
1 kg de tomates bien maduros, 2 cebollas, 1 guindilla seca, 2 dientes de ajo, 4 cucharadas de aceite de oliva virgen extra, 1 litro de agua tibia, albahaca, sal y pimienta al gusto.

Elaboración:
Pelad y desmenuzad el ajo y la cebolla y cocedlos en una cazuela con aceite hasta que se doren; en ese momento, añadid los tomates cortados en trocitos, espolvoread la sal y la pimienta y dejad cocer durante aproximadamente 5 minutos. Añadid el agua tibia, la guindilla y la albahaca, y coced a fuego suave durante 30 minutos. Emplatad y decorad con una hoja de albahaca fresca antes de servir.

BERENJENAS RELLENAS AL AJO

Ingredientes:

2 berenjenas grandes, 3 cebollas medianas, 6 dientes de ajo, 1 tomate grande, 4 guindillas verdes, 1 cucharadita de comino en polvo, 2 cucharaditas de pimentón dulce, perejil, aceite de oliva virgen extra, sal y pimienta al gusto.

Elaboración:

Precalentad el horno a 180º. Lavad las berenjenas y cortadlas en tiras, a lo largo, y sofreídlas a fuego medio en 3 cucharadas de aceite de oliva virgen extra por ambos lados. Sacadlas de la sartén y dejadlas enfriar; después vaciadlas ayudándoos de una cuchara de madera, dejando un borde de un centímetro de espesor y reservad la pulpa. Picad entonces el ajo, la cebolla y el perejil; cortad las guindillas por la mitad, quitadles el rabito y vaciadlas. Sofreíd levemente el ajo y la cebolla, añadid el comino, el pimentón, el perejil picado y la pulpa de las berenjenas y dejad cocinar la mezcla durante algunos minutos a fuego medio. Rellenad cada mitad de berenjena con la mezcla obtenida, colocadlas sobre un papel de horno y decoradlas con rodajas de tomate y con media guindilla verde. Rociad con aceite de oliva virgen extra y horneadlas durante 20 minutos. Podéis servir las berenjenas tanto recién horneadas como frías.

PIMIENTOS EN ACEITE

Ingredientes para un bote:

3 pimientos rojos o amarillos, 1 ramita de tomillo, 1 diente de ajo, aceite de oliva virgen extra, un bote con cierre hermético.

Elaboración:

Precalentad el horno a 200º. Lavad y secad los pimientos enteros, ponedlos sobre una fuente recubierta de papel de horno, rociadlos con aceite y metedlos en el horno. Sacadlos después de aproximadamente 20 minutos. En ese momento, la piel debería poder despegarse con facilidad, pero si no fuese así, pasad los pimientos a un recipiente con tapa: el vapor facilitará la operación de pelado. Cuando les hayáis quitado a los pimientos la piel y las pepitas, cortadlos en trozos, condimentadlos con el tomillo fresco, el ajo desmenuzado y la sal y pasadlos a un tarro de cristal. Recubridlos con aceite de oliva virgen extra, cerrad el bote y dejadlos reposar dos semanas antes de consumirlos.

PISTO SIN CALABACÍN

Ingredientes para 6 personas:

500 g de tomates, 500 g de cebolla, 300 g de pimientos rojos, 300 g de berenjenas, 2 dientes de ajo, aceite de oliva virgen extra, alguna ramita de tomillo, albahaca, sal y pimienta al gusto.

Elaboración:

Quitadles las pepitas a los pimientos y cortadlos en trozos, laminad las cebollas y cortad las berenjenas en daditos. Dorad de forma separada las verduras en un poco de aceite y reservadlas. Escaldad los tomates, quitadles la piel y las pepitas, picadlos y reservadlos. En ese momento, machacad los dientes de ajo y dejadlos dorar en 4 cucharadas de aceite. Añadid el tomate, la albahaca, el tomillo, la sal y la pimienta, mezcladlo todo y dejadlo cocinar durante algunos minutos antes de unir las verduras. Coced el pisto a fuego bajo durante media hora y retirad las ramitas de tomillo antes de servir.

TORTA DE BERENJENA

Ingredientes para 4 personas:
4 berenjenas, salsa de tomate, aceite de oliva virgen extra, sal.

Elaboración:
Cortad las berenjenas en rodajas regulares de un espesor de aproximadamente 5 mm y colocadlas en círculos concéntricos en una fuente de pyrex redonda untada con aceite, superponiéndolas ligeramente una sobre otra. Después de haber terminado la primera capa, cubridla con salsa de tomate; disponed una segunda capa y cubridla igualmente con la salsa, y seguid este procedimiento hasta haber terminado las rodajas de berenjena. Espolvoread la sal, cubrid la fuente de pyrex con un papel de horno y coced durante media hora en el horno, ya precalentado una media hora.

CREMA DE BERENJENAS ALLA MÓNICA

Ingredientes para 4 personas:
4 berenjenas, 1 tomate, 1 diente de ajo, hojitas de menta, aceite de oliva virgen extra, vinagre, sal y pimienta al gusto.

Elaboración:
Poned al fuego una olla con agua, saladla y cuando rompa a hervir, añadir las berenjenas enteras y con piel, coced du-

rante algunos minutos. Escurridlas, cortadlas de forma tosca y batidlas con el ajo, la sal, la pimienta y el aceite, hasta obtener una mezcla cremosa. Servid la crema con el tomate cortado en daditos y condimentado con aceite, vinagre y hojitas de menta.

PISTO DE PIMIENTOS

Ingredientes para 4 personas:
1 kg de pimientos amarillos y rojos, 2 cebollas rojas, 6 tomates para salsa, 2 dientes de ajo, aceite de oliva virgen extra, sal y pimienta al gusto.

Elaboración:
Lavad y limpiad los pimientos quitándoles las pepitas y los cartílagos blancos del interior, después cortadlos de forma tosca. Cortad también los tomates y reservadlos. Picad la cebolla, machacad los ajos y dejadlos dorar en aceite caliente en una cazuela espaciosa. En ese momento añadid los pimientos y los tomates, mezclad y coced, a fuego medio primero y bajo después, hasta que las verduras estén bien cocidas y ligadas. Si preferís un pisto de pimientos picante, añadidle guindilla seca. Corregid la sal y la pimienta y servidlo tanto caliente como frío añadiéndole albahaca fresca.

PIMIENTOS RELLENOS

Ingredientes:

3 pimientos, ½ calabaza, un puñado de pasas, 6 tomates secos, 1 yogur natural, alcaparras, cúrcuma en polvo y pimienta al gusto.

Elaboración:

Precalentar el horno a 150°. Cortad los pimientos a la mitad, vaciadlos y colocadlos sobre un papel de horno. Hidratad las pasas en un poco de agua tibia, pelad la calabaza y cortadla en daditos, reducid a trocitos los tomates secos. En un cuenco, mezclad la calabaza, las pasas, los tomates secos y añadidle el yogur, las alcaparras, la cúrcuma y la pimienta; ligad bien todos los ingredientes y usad la mezcla obtenida para rellenar los medios pimientos, que asaréis al horno durante una hora.

ZUMO AL YOGUR

Ingredientes:

400 g de salsa de tomate, 1 tomate, ½ yogur, 1 diente de ajo, albahaca, aceite de oliva virgen extra, sal al gusto.

Elaboración:

Batid la salsa de tomate con el yogur, el ajo, un chorro de aceite y la sal, condimentadlo con albahaca fresca cortada en juliana y decorad con el tomate fresco cortado en daditos.

ZUMO AL PIMIENTO

Ingredientes:

400 g de salsa de tomate, 2 tomates en rama, 1 pimiento rojo, ½ cebolla, aceite de oliva virgen extra, sal y pimienta al gusto.

Elaboración:

Quitad las pepitas al pimiento, cortadlo en daditos, al igual que los tomates, y reservad. Picad la cebolla y doradla en un chorrito de aceite, añadid el pimiento y los tomates y dejadlos cocinar durante algunos minutos. Agregad después la salsa, rociad sal y pimienta, y cocinadlo durante 15 minutos. Condimentad con mejorana picada antes de servir.

PERAS A LA MENTA

Ingredientes:

2 peras, 1 taza de menta fresca, ½ taza de azúcar de caña, ¼ de taza de zumo de limón.

Elaboración:

Pelad las peras, cortadlas a la mitad y quitadles las pepitas; después colocadlas en una olla con el azúcar, el zumo de limón, la menta y cocedlas a fuego medio hasta que la fruta esté blanda. Escurrid solo las peras y mantened el zumo de azúcar, limón y menta al fuego hasta que se haya convertido en un sirope denso. Descartad entonces la menta, añadidle las peras, mezclad delicadamente y proseguid la cocción durante unos diez minutos antes de servir.

HIGOS AL ROMERO

Ingredientes:
4 higos bien maduros, 4 ramitas de romero, miel al gusto.

Elaboración:
Cortad los higos a la mitad. Pintad con miel cada una de las mitades y apoyad sobre ellas una ramita de romero. Cocinadlos al horno a 180° durante diez minutos.

PERAS Y MANZANAS SALTEADAS A LA SARTÉN CON TOMILLO

Ingredientes:
1 manzana Golden Delicious, 1 pera Williams, el zumo de 1 limón, 2 cucharaditas de vainilla, ramitas de tomillo, aceite de oliva virgen extra al gusto.

Elaboración:
Lavad y pelad la manzana y la pera, después cortadlas en trozos y salteadlas durante un par de minutos en una sartén con un poco de aceite. Añadid el zumo de un limón, el tomi-

llo y la vainilla, mezclad bien y dejad cocinar durante 12 minutos. Dejad templar antes de servir.

MACEDONIA OTOÑAL

Ingredientes:

Uvas blancas y uvas negras al gusto, 2 higos, 1 pera, 1 manzana, 1 cucharadita de vainilla en polvo, hojas de menta, jengibre fresco, vinagre balsámico, aceite de oliva virgen extra.

Elaboración:

Cortad la fruta y colocadla en una ensaladera. Añadidle las hojas de menta picada y un poco de jengibre fresco rallado, según vuestro gusto. Preparad una mezcla con aceite y vinagre balsámico a placer y el polvo de vainilla, vertedla sobre la fruta, mezclad bien y servid.

CLEMENTINAS A LAS CUATRO ESPECIAS

Ingredientes:

6 clementinas, 1 ½ cucharada de azúcar de caña integral biológica, 1 cucharadita de canela, 1 cucharadita de jengibre en polvo, nuez moscada y clavo al gusto.

Elaboración:

Pelad las clementinas y divididlas en cuartos. Ponedlas sobre una sartén, espolvoreadles azúcar y las especias por encima y dejadlas cocinar durante 5 o 6 minutos.

COMPOTA

Ingredientes para 4 personas:

4 manzanas reinetas, 1 cucharadita de azúcar de caña, la corteza rallada de 1 limón y el zumo de ½ limón, 2 clavos.

Elaboración:

Pelad las manzanas, quitadles el corazón y cortadlas en trozos; después cocedlas en una cazuela con el clavo, el azúcar, la corteza y el zumo de limón hasta que estén blandas. Aplastadlas con un tenedor hasta que la mezcla tenga la consistencia de un puré. Retirad los clavos y servid bien caliente.

HIGOS AL LIMÓN

Ingredientes:

Higos bien maduros, azúcar de caña, zumo de limón.

Elaboración:

Pelad los higos y cortadlos a la mitad, colocadlos en capas en un recipiente de vidrio y cubrid cada capa con azúcar de caña y zumo de limón. Tened los higos así preparados durante un par de horas a temperatura ambiente: al contacto con el limón el azúcar fermentará levemente y creará un zumito muy agradable. Colocad el recipiente en la nevera durante un par de horas antes de servirlo.

CAPRICHO GOLOSO DE FRESAS

Ingredientes:
300 g de fresas, 200 g de azúcar de caña, el zumo de 1 limón, el zumo de 1 naranja, 2 vasos de agua.

Elaboración:
Limpiad las fresas, lavadlas y dejadlas macerar durante media hora con el zumo de naranja y limón. Mezclad el agua con el azúcar en una cazuela y llevad la mezcla a ebullición; dejad cocinar durante 3 minutos mezclando de tanto en tanto con una cuchara de madera. Apagad y dejad enfriar, después unid las fresas con su zumo, mezclad y verted todo en la heladera. Poned en funcionamiento el aparato durante 20 minutos y servid.

ENSALADA DE TOMATES Y FRUTAS DEL BOSQUE

Ingredientes:

700 g de tomates cherry, 250 g de fresas, 250 g de frambuesas, 250 g de arándanos, 1 limón, aceite de oliva virgen extra, pimienta y hojas de menta al gusto.

Elaboración:

Trocead los tomates, las fresas, las frambuesas y los arándanos y colocadlos en una ensaladera. Regad con 4 cucharadas de aceite de oliva virgen extra, 2 cucharaditas de zumo de limón, espolvoread un poco de pimienta, añadid las hojas de menta picada y mezclad delicadamente antes de servir.

BERENJENAS AL VAPOR SUAVE

Ingredientes:

4 berenjenas, 4 dientes de ajo, aceite de oliva virgen extra, sal y pimienta.

Elaboración:

Pelad las berenjenas y cortadlas en dados grandes, limpiad el ajo y machacadlo y colocadlo todo en una olla para cocerlo al vapor «suave», es decir, a una temperatura inferior a 100°. Una vez finalizada la cocción, pasadlo todo a una batidora junto a 2 cucharadas de aceite, un pellizco de sal y uno de pimienta y batidlo hasta que la mezcla tenga la consistencia de un puré. Puede consumirse tanto caliente como frío.

FRUTA OTOÑAL EN PAPILLOTE

Ingredientes:

1 pera, 1 plátano, 1 manzana, 30 g de pasas, canela en polvo al gusto.

Elaboración:

Precalentad el horno a 180°. Colocad todas las frutas cortadas en daditos y las pasas sobre un papel de horno, espolvoread la canela en polvo, cerrad el papel y hornead durante 35 minutos.

COMPOTA DE MANZANAS Y PERAS AL VAPOR SUAVE

Ingredientes:

4 manzanas reinetas, 4 peras, canela o vainilla en polvo al gusto.

Elaboración:

Pelad las manzanas y las peras y cortadlas en trozos, después colocadlas en una olla para cocerlas al vapor suave (es decir, a una temperatura inferior a 100º) y dejadlas hacerse entre 15 y 20 minutos. Una vez finalizada la cocción, batidlo todo y añadid una cucharada de canela o de vainilla al gusto.

MACEDONIA DE CIRUELAS PASAS Y NARANJAS CON SIROPE A LAS ESPECIAS

Ingredientes para 4 personas:
400 g de ciruelas pasas, 3 naranjas, 80 g de azúcar integral de caña, 1 ramita de canela, ½ vaina de vainilla.

Elaboración:
Sacad la corteza de una naranja con un pelapatatas, después exprimid la naranja y añadidle agua natural hasta que alcancéis los 25 cl. Echad ese zumo en una cazuela junto al azúcar, la canela, la vainilla y la corteza de naranja, y cocedlo todo a fuego bajo durante 10 minutos. Mientras tanto, pelad las otras 2 naranjas, eliminando el albedo (es decir, la pielecita blanca interna), cortadlas en trozos bastos y colocadlas en 4 tarrinas junto a las ciruelas pasas. Rociad la fruta así dispuesta con el sirope de naranja y metedla en la nevera para servirla fría.

BATIDO DE CALABAZA Y ESPECIAS

Ingredientes:

1 calabaza pequeña, 1 plátano, 1 yogur natural, vainilla, canela, jengibre rallado, nuez moscada, miel o sirope de arce al gusto.

Elaboración:

Coced la calabaza al vapor y dejadla enfriar, después recuperad la parte interna ayudándoos de una cuchara de madera y batidla con el plátano, el yogur y con la cantidad deseada de vainilla, miel (o sirope de arce), canela, nuez moscada y jengibre.

ENSALADA OTOÑAL

Ingredientes:

Tomates, naranjas, clementinas, cebollas rojas, aceite de oliva virgen extra, hojas de menta, reducción de vinagre balsámico.

Elaboración:

Lavad los tomates y cortadlos como prefiráis, después pelad las naranjas y las clementinas y cortadlas también según vuestro gusto. Lo mismo en el caso de las cebollas. Mezclad todos los ingredientes en una ensaladera, condimentadlos con alguna cucharada de aceite de oliva virgen extra y de reducción de vinagre balsámico, corregid la sal y la pimienta y añadidle las hojas de menta picada. Mezclad todo con suavidad antes de servirlo.

CHUTNEY DE DÁTILES Y PASAS

Ingredientes:

200 g de dátiles secos, 50 g de pasas, 1 limón, 10 cl de vinagre de miel, 1 cucharada de miel, jengibre rallado.

Elaboración:

Hidratad los dátiles y las pasas en agua caliente, añadidles la corteza y el zumo de limón. Después mezclad el vinagre de miel con la miel y añadid los dátiles troceados, las pasas y un poco de jengibre al gusto. Coced la mezcla hasta obtener un resultado de textura almibarada, lista para ser servida.

TARTAR DE FRESAS Y PIMIENTOS ROJOS CON ALBAHACA

Ingredientes:

100 g de fresas, 1 pimiento rojo, hojitas de albahaca al gusto. Para el escabeche: 1 cucharada de miel, 1 cucharadita de salsa Tamari, 1 puntita de corteza de lima.

Elaboración:

Lavad las fresas, peladlas y cortadlas en cuartos; después, lavad el pimiento, peladlo y cortadlo en daditos. Colocad tanto las fresas como el pimiento en un recipiente de cierre hermético. Mezclad todos los ingredientes del escabeche en un bol y echadlos sobre las fresas y el pimiento, añadid un puñado de hojas de albahaca picada, cerrad de nuevo el recipiente y conservadlo en lugar fresco hasta el momento de consumir el tartar.

SORBETE DE PLÁTANO Y LIMÓN

Ingredientes:
4 plátanos, 1 limón.

Elaboración:
Cortad los plátanos en rodajas, metedlos dentro de una bolsita de plástico y guardarlos en el congelador. Al día siguiente, echadlos en la batidora con el zumo de limón y cubitos de hielo, batidlo y servidlo al instante.

ZUMO DE TOMATE Y SANDÍA

Ingredientes:
500 g de tomates, 300 g de sandía, estragón al gusto.

Elaboración:
Batid los tomates, la sandía y algunas hojas de estragón, pasadlo todo por un colador y servidlo frío.

MACEDONIA FRESCA

Ingredientes:

3 melocotones, 3 albaricoques, 1 naranja, 8 fresas, 10 frambuesas, hojas de albahaca al gusto.

Elaboración:

Lavad y cortad los melocotones y los albaricoques y unidlos a las fresas y a las frambuesas, ya lavadas y secas. Exprimid la naranja y usad el zumo para rociar la macedonia, añadid las hojas de albahaca picada y mezcladlo todo con suavidad antes de servir.

TODOS LOS COLORES DEL GUSTO
Salud, relax y ligereza con batidos y mousses

BATIDOS

BATIDO VIOLETA
Efecto *antiaging*

Para lograr el máximo de flavonoides, cortad en trozos 80 g de tomates, 70 g de uvas negras, 20 g de pimiento rojo, 10 g de papaya y batidlo con 4 fresas, 3 frambuesas, 3 grosellas, 3 moras, 3 arándanos y 3 trocitos de guindilla.

BATIDO AMARILLO
Efecto antiestrés

Para lograr el máximo de potasio, cortad y batid 40 g de naranja, 40 g de piña, 40 g de plátano, 40 g de kiwi y 40 g de mango.

BATIDO ROJO
Efecto diurético

Si deseáis una bebida que os ayude a eliminar la hinchazón, trocead y batid 75 g de melón, 45 g de manzana, 45 g de tomate, 20 g de pimiento, 15 g de grosellas y 3 trocitos de guindilla.

MOUSSES

Podéis preparar mousses óptimos sin azúcar añadida, utilizando solo fruta y un gelificante natural, el agar-agar.

MOUSSE VIOLETA
Efecto *antiaging*

200 g de fruta así dispuesta: 20 g de fresas (o arándanos), 80 g de tomates maduros, 70 g de uvas negras, 20 g de pimiento rojo, 10 g de papaya, 1 g de guindilla, 3 o 5 g de agar-agar.

MOUSSE AMARILLO
Efecto antiestrés

200 g de fruta así dispuesta: 50 g de naranja, 50 g de mango, 50 g de kiwi, 50 g de piña, 1,5 g de agar-agar.

MOUSSE ROJO
Efecto diurético

200 g de fruta así dispuesta: 90 g de melón, 45 g de manzana, 45 g de tomates maduros, 20 g de pimientos rojos, 1 g de guindilla, 1,5 g de agar-agar.

ANOTACIONES

....

....

....

....

....

....

....

....

....

....

....

....

....

....

....

....

....

ANOTACIONES

....

....

....

....

....

....

....

....

....

....

....

....

....

....

....

....

....

....

ANOTACIONES

ANOTACIONES